Annette Fürst

Traumatisierten Flüchtlingen helfen

Stimmen zum Buch

„Die Informationen über Trauma werden ebenso wie die Vorschläge zur praktischen Unterstützung ehrenamtlicher Helfer und Lehrer von der Achtung der Menschenwürde getragen. Außerordentlich lesenswert!"
Donata Freifrau Schenck zu Schweinsberg, *Vizepräsidentin des Deutschen Roten Kreuzes*

„Ich wünsche dem Buch den großen Erfolg, den es zweifellos verdient!"
Dr. med. Gunther Schmidt, *sysTelios-Klinik für hypnosystemische Kompetenzentfaltung Siedelsbrunn und Milton-Erickson-Institut Heidelberg*

„Ein praktischer Ratgeber für die tägliche Arbeit mit Flüchtlingen. Zukünftig wird dieses Buch für uns ein wichtiger Wegbegleiter in der Schulung von Ehrenamtlichen werden."
Cigdem Erdis, *Kirchliche Fachberatungsstelle Flüchtlinge des Diakonischen Werks*

Inhalt

Seit die Flüchtlingswelle im September 2015 Deutschland erreicht hat, sind viele Ehrenamtliche Helfer im Dauereinsatz. Ohne sie wäre eine Versorgung der neu ankommenden Flüchtlinge nicht möglich. Schätzungen zufolge leiden etwa 40 Prozent der nach Deutschland kommenden Flüchtlinge unter einer Posttraumatischen Belastungsstörung. Doch auch Helfer geraten an ihre Grenzen.
Dieser kompakte Ratgeber richtet sich nicht an Fachkräfte, sondern an Ehrenamtliche ohne entsprechende psychologische Ausbildung und an Lehrer, die mit traumatisierten Flüchtlingen zu tun haben. Er liefert wertvolles Hintergrundwissen und klare Empfehlungen für das eigene Verhalten im Umgang mit traumatisierten Flüchtlingen.

Autorin

Annette Fürst arbeitet als Diplom-Psychologin und Therapeutin in eigener Praxis. In Zusammenarbeit mit Flüchtlingsunterkünften und dem DRK in Mannheim hält sie Seminare und Vorträge für ehrenamtliche Flüchtlingshelfer. Im Rahmen ihrer Workshops für Lehrer zu den Themen Stressmanagement, Kommunikation und Konfliktmanagement geht es oft um den Umgang mit traumatisierten Kindern und Jugendlichen.
http://www.fürst-class.org

Annette Fürst

Traumatisierten Flüchtlingen helfen

Ein Ratgeber für Ehrenamtliche und Lehrer

HERDER

FREIBURG · BASEL · WIEN

HERDER spektrum Band 6933

Für meine Mutter Monika
Werde schnell wieder gesund!

Der Verlag weist ausdrücklich darauf hin, dass alle im Text enthaltenen externen Links vom Verlag nur bis zum Zeitpunkt der Buchveröffentlichung eingesehen werden konnten. Auf spätere Veränderungen hat der Verlag keinerlei Einfluss. Eine Haftung des Verlags ist daher ausgeschlossen.

Originalausgabe

www.herder.de

Umschlaggestaltung: Christian Langohr, Freiburg

Satz: Arnold & Domnick, Leipzig
Herstellung: CPI books GmbH, Leck

Printed in Germany

ISBN 978-3-451-06933-8

Inhalt

Geleitwort 7

Vorwort 8

Einleitung 13

Trauma und Belastungsreaktionen – viele Puzzleteile ergeben ein Bild 16
Traumata in Medizin und Psychologie 16
Mögliche Folgen 23
Akute Belastungsreaktionen, Anpassungsstörungen und depressive Episoden 24
Posttraumatische Belastungsstörung und Posttraumatisches Wachstum 29

Wie verhalte ich mich richtig? 37
Tränen müssen nichts Schlimmes sein 37
Fettnäpfchen – so bitte nicht! 38
- Zu viel nachfragen und darüber reden 39
- Den Flüchtlingen alles abnehmen und besser wissen 47
- Ungebetene Ratschläge 50

Was stattdessen? 52
- Die innere Einstellung wählen 52
- Sich auf der richtigen Ebene verständigen 58
- Normalität unterstützen 61
- Aktiv zuhören 66

Umgang mit Kindern und Jugendlichen 73
- Traumasymptome bei Kindern und Jugendlichen 73
- Auswirkungen in Kindergarten und Schule 76

Schutz und Hilfe geben 77
Sicherheit vermitteln 80
Geschichten erzählen 82
Trösten – kulturelle Unterschiede 86

Ein Notfallkoffer für Helfer 88
Orientierung im Hier und Jetzt 88
Wenn nichts mehr geht – klopfen 89
Atemtechniken 96

Wie schütze ich mich als Helfer? 99
Ein Trauma kann ansteckend sein 99
Das Helfersyndrom und seine Gefahren 101
Aus Überforderung wird Burn-out 108
Den eigenen Akku wieder auffüllen 114
Positive Aktivitäten 115

Fazit 122

Anmerkungen 125

Dank 128

Anhang 129
Vorlesegeschichte für den Unterricht:
Geo, der Geier 129
Entspannungstext zum Vorlesen für
Ehrenamtliche und Lehrer: Ort der Ruhe 135
Serviceadressen und weiterführende Links 139
Literatur 141

Geleitwort

Das Deutsche Rote Kreuz betreut bundesweit mehr als 100.000 Flüchtlinge in Not- und Gemeinschaftsunterkünften. Mit rund 25.000 ehrenamtlichen und hauptamtlichen Helfern unterstützen wir die geflüchteten Menschen rund um die Uhr. Wir sorgen in unseren vielfältigen Einrichtungen und mit Angeboten wie Bildung, Betreuung, Gesundheitsversorgung sowie den Möglichkeiten des freiwilligen Engagements dafür, dass sie ihr Leben in die Hand nehmen können und Teil unserer Gesellschaft werden. Wir setzen uns deshalb für positive, stabilisierende Lebensbedingungen für Geflüchtete ein. Unsere Aufmerksamkeit gilt dabei ganz besonders auch der Situation traumatisierter Kinder.

Unsere Arbeit ist geleitet von den obersten Zielen der Internationalen Rotkreuz- und Rothalbmond-Bewegung: der Menschlichkeit und dem Bestreben, der Menschenwürde Achtung zu verschaffen. Das DRK erachtet den Ratgeber von Annette Fürst „Traumatisierten Flüchtlingen helfen" als außerordentlich hilfreich und lesenswert. Die darin enthaltenen Informationen über Trauma werden ebenso wie die Vorschläge zur praktischen Hilfe von der Achtung der Menschenwürde getragen.

Ich danke allen, die den geflüchteten Menschen zur Seite stehen, und ermutige sie, auch sich selbst gegenüber achtsam zu sein. Wir als Deutsches Rotes Kreuz wissen, wie wichtig dies ist, um gerade belasteten Menschen langfristig helfen zu können.

Donata Freifrau Schenck zu Schweinsberg
Vizepräsidentin des Deutschen Roten Kreuzes

Vorwort

Die politische und ökonomische Situation im Nahen Osten und Afrika hat sich in den letzen Jahren rapide zugespitzt. Unzählige Menschen werden auf entwürdigende Weise aus ihrer Heimat vertrieben. Dies stellt uns in Mitteleuropa vor ganz neue, herausfordernde Aufgaben. Auf der Suche nach einer neuen, sicheren Heimat sind die Vertriebenen unvorstellbaren Gefahren und großem Leid ausgesetzt. Doch auch für uns, die wir bislang in beschaulicher Sicherheit lebten, wirken die neuen Situationsbedingungen verwirrend. Es gibt noch keine altbewährten Strategien, damit konstruktiv umzugehen. Beide Seiten brauchen hier Rat und Unterstützung.

Oft sind wir hilf- und ratlos, wie wir uns diesen „Flüchtlingen" gegenüber angemessen verhalten sollten. Viele Menschen neigen angesichts von Terroranschlägen, entsprechenden Medienberichten und politischen Aktivitäten einzelner Gruppierungen dazu, verallgemeinernd allen zu misstrauen, die in unser Land kommen. Statt pauschalen Vorurteilen brauchen wir hier alltagsnahe Ideen, um wieder Sicherheit, Gelassenheit, Neugier und angemessene Anteilnahme zu ermöglichen. Dieses Buch von Annette Fürst bietet erfreulicherweise sehr erdende praktische Hilfen dafür.

Der Begriff „Flüchtlinge" ist derzeit allgegenwärtig. Daher ist es sinnvoll, dass Frau Fürst ihn in diesem Buch als Schlüsselbegriff verwendet. Er ist aber inzwischen auch mit vielen verschiedenen Konnotationen besetzt. Daher sollten wir uns fragen: Sehen wir in diesen „Flüchtlingen" noch gleichrangige, würdige Menschen, die ein schweres Schicksal erlitten haben, die oft mehr als ihre wertvolle Heimat verloren haben? Sehen wir sie als Menschen, die unter großen Schwierigkeiten versuchen, für sich und ihre Kinder wieder ein sinnvolles, erfüllendes Leben aufzubauen? Nicht selten löst die Verwendung des Begriffs „Flüchtling" in individuellen Situationen mit ihnen Fokussierungen aus, die ein Begegnen auf Augenhöhe verhindern. Gerade sie verdienen diese Augenhöhe besonders. Für mich sind sie darum am besten zu bezeichnen als „Menschen, die wie wir das Recht auf eine sichere Heimat und ein würdiges Leben haben, das sie bei uns suchen, die wir bessere Umstände genießen."

Dieses Buch stellt sich der Aufgabe – und löst sie sehr gut – gerade denjenigen hilfreiche, praktische Anleitungen zu geben, die „Flüchtlingen" helfen wollen. Wie wir Hilfe gestalten, wird intensiv davon beeinflusst, mit welchen Konzepten und Theorien wir die Phänomene erklären, mit denen wir es zu tun haben. Auch im Bereich der Traumatherapie wird in vielen Publikationen vor allem auf die schweren, schmerzlichen Erfahrungen fokussiert, die zu Traumatisierungs-Erleben führen können. Dies ist auch wichtig. Denn wer so etwas Schlimmes erlebt hat, braucht unbedingt Anteilnahme und empathische, unterstützende Begleitung für das, was er oder sie erlitten hat. Dafür kann es sehr stützend sein, ausführlich von dem Schlimmen erzählen zu können. Die Erkenntnisse der neurobiologischen Forschung, der Hypnotherapie und der hypnosystemischen Arbeit zeigen eindeutig, dass durch die Fokussierung von Aufmerksamkeit das Erleben immer wieder neu erzeugt wird. Durch einseitigen Blick auf die leidvollen Ereignisse können allerdings auch und gerade diese wieder reaktiviert werden. Und zwar so stark, dass Retraumatisierungen auftreten können, gerade wenn aus einer ähnlichen Haltung darüber erzählt wird wie der ursprünglich erlebten.

Viel hilfreicher ist es – zusätzlich zu der empathischen Begleitung – die Betroffenen darin zu stärken, wie sie diese Ereignisse gut bewältigen, indem sie den Blick in die Gegenwart und die gewünschte Zukunft richten. Dafür sollte der Fokus der Aufmerksamkeit auf hilfreichen Kräften und Kompetenzen gelenkt werden, die die Betroffenen in sich tragen, beginnend damit, wie sie das Furchtbare überlebt und überstanden haben. Auch führen nicht nur die Ereignisse allein zu belastendem Erleben im Jetzt. Die schlimmen Situationen sind ja äußerlich überwunden. Insbesondere wird wichtig, den Betroffenen wieder zu zeigen, mit welchen Reaktionen sie bei erneuten Erfahrungen (z.B. Erinnerungen, Flashbacks, usw.) handlungsfähig bleiben und wie sie damit umgehen können.

Auch für Menschen, die bereit sind zu helfen und zu unterstützen, kann gerade die Helfertätigkeit sehr belastend und verwirrend sein. Sie haben oft teil an Begegnungen mit intensiven Wechselwirkungen, je nachdem, wie das jeweilige Gegenüber wahrgenommen wird.

Die „Flüchtlinge" selbst sind hier Situationen ausgesetzt, die zu massiver Konfusion, Angst und Orientierungslosigkeit führen. Damit verbunden sind viel Trauer, Schmerz, Sehnsucht, Heimweh und sehr oft dunkle Zukunftsfantasien. Diese lösen, wie Ergebnisse der neurobiologischen Forschung und der Traumatherapie zeigen, massive quasi-hypnotische Prozesse aus. Beispiele dafür sind Altersregression (man fühlt sich klein und hilflos wie ein Kind), Überflutung mit verwirrenden Emotionen, Ohnmachtserleben... Dann scheinen Menschen nur über wenige oder gar keine Kompetenzen zu verfügen. In Helfern löst dies oft Impulse aus, die Hilfsbedürftigen ebenfalls so zu sehen und zu behandeln, als ob sie kleiner und schwächer und womöglich inkompetenter wären als die Helfer selbst. Dann werden Hilfsangebote gemacht, die eher für schwache Kinder angemessen wären. Keineswegs böswillig oder missachtend gemeint, kann jedoch genau diese Wirkung bei den Empfängern ankommen. Hilfsbedürftige haben meist extrem belastende, oft lebensgefährliche Situationen bewältigt. Helfer waren selbst meist nicht annähernd solchen Situationen ausgesetzt. Und das ist auch gut so. Es heißt aber auch, dass gerade diese schwach wirkenden Menschen über enorme Stärken und Bewältigungskompetenzen verfügen müssen, um diese kaum vorstellbaren Strapazen bewältigen zu können. Um sie zu stärken, und ihnen ihre Selbstwirksamkeit, ihre autonome Eigenkompetenz in der unvertrauten Umgebung zurückzugeben, fokussiert man auf diese längst vorhandenen Stärken, gerade dann, wenn sie von den Betroffenen selbst kaum noch wahrgenommen werden. Dabei kann es den Helfern helfen, sich immer wieder Bilder von diesen Menschen vorzustellen, nicht davon, was sie erlitten haben, sondern vor allem, was sie in beeindruckender und würdiger Weise geleistet haben. Dies hilft auch den Helfern, sich nicht zu verausgaben oder eventuell im Burn-out zu landen.

Annette Fürst findet für all diese wichtigen Aspekte und Schritte anschauliche, gut nachvollziehbare Beispiele, Fallgeschichten und ermutigende Anekdoten, die Betroffenen und Helfern gutes praktisches Handwerkszeug bieten. Sie zeigt in für mich beeindruckender Weise, wie man einen kompetenzfokussierenden, Ressourcen aktivierenden Umgang miteinander gestalten kann, und wie auch Helfer dabei nicht nur helfen, sondern zugleich gut für sich sorgen können. Ich bin sicher, dass dies nicht nur für Ehrenamtliche und andere interessierte „Laien“ anregend und sehr nützlich sein wird, sondern sicher auch für viele professionelle Betreuer. Ich hatte die Ehre, mit Annette Fürst als Teilnehmerin in verschiedenen meiner Weiterbildungsangebote arbeiten zu können. So ist es mir eine besondere Freude, dass dieses Buch genau den Geist und die praktische Gestaltung achtungsvoller Begegnungen widerspiegelt, für die ich seit vielen Jahren ebenfalls Beiträge leiste. Dafür möchte ich ihr persönlich danken.

Aus Erfahrungen mit vielen eigenen Publikationen weiß ich, wie schwierig es ist, praxisnahe, sinnvolle Interventionsmaßnahmen und Konzepte so anschaulich zu vermitteln, dass Leser sie in ihre Arbeit übertragen können. Annette Fürst ist es nicht nur meisterhaft gelungen, ihre wertvollen Interventionsideen und guten Anregungen für eine respektvolle, würdigende Art der Begegnung mit Hilfsbedürftigen nachvollziehbar darzulegen. Sie weckt in uns richtiggehend Lust, in diesem anspruchsvollen Feld selbst als Helfer aktiv zu werden.

Ich wünsche dem Buch den großen Erfolg, den es zweifellos verdient.

Dr.med. Gunther Schmidt
sysTelios-Klinik für hypnosystemische Kompetenzentfaltung Siedelsbrunn und Milton-Erickson-Institut Heidelberg

Einleitung

„Wie sind Sie auf die Idee gekommen, sich um die Ehrenamtlichen zu kümmern?", wurde ich letztens bei einem Interview im Nationaltheater Mannheim gefragt. „Wieso kümmern Sie sich als Diplom-Psychologin nicht direkt um Flüchtlinge? Sie haben doch die entsprechenden therapeutischen Qualifikationen." – Ja, stimmt. Ich habe als Therapeutin Ausbildungen in Systemischer Therapie, in Hypnotherapie und auch in Traumatherapie. Mein Beruf als selbstständige Therapeutin und Führungskräftetrainerin lässt jedoch eine regelmäßige Betreuung von Flüchtlingen zeitlich nicht zu. Viel zu oft bin ich in ganz Deutschland auf Reisen. So habe ich mich gefragt, welchen Beitrag ich leisten kann und wer am meisten von meiner Doppelqualifikation als Trainerin und Therapeutin profitieren könnte.

Schnell war klar, dass es einen Bereich in der Flüchtlingshilfe gibt, der bisher vernachlässigt wird: die Betreuung der ehrenamtlichen Helfer. Zu Tausenden engagieren sie sich. Manche haben eine entsprechende Ausbildung mit pädagogischem Wissen, andere nicht, da ihr Beruf mit Pädagogik oder Psychologie nichts zu tun hat. Sie kümmern sich, setzen sich ein und gehen oft weit über ihre Grenzen hinaus. Ohne die Helfer ginge nicht viel. Das wird vor allem in den Städten und Gemeinden auch von offizieller Seite anerkannt. Die ehrenamtlichen Helfer haben in Eigenregie, teilweise auch mit der Hilfe von Behörden und kirchlichen Institutionen, eine Infrastruktur aufgebaut, ohne die die Betreuung der Flüchtlinge und Asylbewerber vielerorts zusammenbrechen würde. Seit September 2015 wurden ca. 880.000

Flüchtlinge aus Kriegs- und Krisengebieten im EASY-System in Deutschland registriert,[1] etwa 40 bis 50 Prozent der Flüchtlinge leiden unter einer Posttraumatischen Belastungsstörung.[2] Viele Flüchtlinge bräuchten dringend therapeutische Hilfe, im Asylbewerberleistungsgesetz ist jedoch festgehalten, dass das zuständige Sozialamt nur die Kosten für „die notwendige Behandlung akuter Erkrankungen" übernimmt, was eine Kostenübernahme für eine Psychotherapie oftmals ausschließt.[3] Anlaufstellen für Flüchtlinge, die therapeutische Hilfe brauchen, ist die Bundesweite Arbeitsgemeinschaft der psychosozialen Zentren für Flüchtlinge und Folteropfer.[4]

Die Flüchtlingswelle bringt auch Helfer an ihre Belastungsgrenzen. Viele Helfer sind überfordert. In meinem Bekanntenkreis zeigte sich das schon vor eineinhalb Jahren. Freundinnen engagierten sich lange vor der Öffnung der Grenzen, und ich begann, sie im Umgang mit Flüchtlingen zu coachen. Lange Gespräche über den Umgang mit Traumatisierten folgten. Im Einzelcoaching konnte ich jedoch zu wenige Menschen erreichen. Ganz bewusst habe ich mich dann dafür entschieden, die Ehrenamtlichen anhand von Seminaren und Vorträgen zu unterstützen. Gemeinsam mit den Organisatoren der Flüchtlingsunterkünfte in Mannheim und Karlsruhe überlegte ich, welche Themen hilfreich sein könnten. Anfangs dachten wir, dass besonders Kommunikation und interkulturelle Kompetenzen wichtig seien. Doch schnell kristallisierte sich noch ein ganz anderes Thema heraus: Der Umgang mit traumatisierten Flüchtlingen.

„Können Sie mir sagen, wie ich damit umgehen soll, wenn Menschen in der Nähstube plötzlich in Tränen ausbrechen? – Ich kenne mich mit Nähmaschinen und Stoffen aus, aber was ich tun soll, wenn ein weinender Flüchtling vor mir steht, das weiß ich nicht." Solche und ähnliche Fragen bekomme ich oft gestellt, wenn ich für ehrenamtliche Helfer Seminare zum Thema Kommunikation gebe. In meinen Workshops für Lehrer zu den Themen Stressmanagement, Kommunikation und Konfliktmanagement, die ich im Rahmen von pädagogischen Tagen an Schulen halte, ist das Thema traumatisierte Flüchtlinge, in diesem Fall natürlich Kinder und Jugendliche, oft ein Thema.

Vielleicht haben auch Sie sich gefragt, wie man als Laie mit einem Menschen umgeht, der schreckliche Dinge erlebt hat. Oft sind wir schon damit überfordert, wenn trauernde Angehörige nach dem Tod eines nahestehenden Menschen aus der Bahn geworfen sind. Ratlosigkeit und Unsicherheit breiten sich in vielen Menschen aus. Wie ist es dann erst, wenn wir Menschen begegnen, die Folter, Krieg und Flucht hinter sich haben? Wie sollen wir mit ihnen und dem, was diese Menschen erlebt haben, umgehen?

Jeder kennt das Wort Trauma, doch was verbirgt sich wirklich hinter diesem Begriff? Sind alle Menschen, die Krieg oder Folter hinter sich haben, traumatisiert, oder gibt es auch Menschen, die weniger Auswirkungen nach schrecklichen Erlebnissen spüren? Was ist der richtige Umgang mit diesen Menschen? Sollte man sie am besten in Ruhe lassen oder ist es noch besser, sie auf ihre Erlebnisse anzusprechen?

Gibt es Dinge, die ich unterlassen sollte? Was schadet einem Menschen, der ein Trauma hinter sich hat, mehr, als es nutzt? Wie geht es mir selbst dabei? Sind Traumata ansteckend? Ist es wichtig und hilfreich, wenn ich mich als Helfer selbst auch schütze? Wie genau kann ich das tun?

Auf all diese Fragen möchte dieses Buch Antworten geben. Antworten, die Ihnen mehr Sicherheit geben sollen, wenn Sie mit Menschen zu tun haben, die Schlimmes erlebten.

Trauma und Belastungsreaktionen – viele Puzzleteile ergeben ein Bild

Jeder von Ihnen hat sicherlich schon das Wort „Trauma" gehört. Doch was genau verbirgt sich dahinter? Ist es das, was wir im Alltag damit verbinden? – Dieses Wort wird so oft verwendet, dass man schon fast von einem inflationären Gebrauch sprechen könnte. „Im Urlaub ist alles schiefgegangen. Der Flug wurde verschoben, wir mussten 15 Stunden auf den Anschlussflug warten. Jetzt bin ich total traumatisiert von der Airline XY." Viele Menschen bezeichnen Dinge, die sie als schlimm erleben, als traumatisch, um zu verdeutlichen, dass ein Ereignis für sie besonders ärgerlich, traurig oder nervig war. Das jedoch hat mit dem Begriff des Traumas in Medizin oder Psychologie nichts zu tun.

Lassen Sie uns genau ansehen, welche einzelnen Puzzleteile zusammen ein besser verstehbares Bild von einem Trauma ergeben. Dazu gehören sowohl die medizinischen als auch die psychologischen Hintergründe. Ergänzt wird das Puzzle durch die Auswirkungen, die ein Trauma haben kann, und die sogenannte Resilienz, die „Krisenfestigkeit", die Menschen in schwierigen Situationen schützt.

Traumata in Medizin und Psychologie

Ursprünglich stammt das Wort Trauma aus dem Griechischen und bedeutet Wunde oder auch Verletzung. Das passt sehr gut zur medizinischen Verwendung des Begriffes Trauma: Medizinisch gesehen ist ein Trauma die Verletzung lebenden Gewebes, entstanden durch Einwirkung von außen. Das kann ein Schlag sein, der zum Beispiel auf ein Bein trifft und einen Knochenbruch verursacht, eine Verbrennung oder auch eine Verätzung durch die Einwirkung von Chemikalien. Neben der direkten Verletzung bezeichnet Trauma auch die Auswirkungen in der Folge, wie etwa einen Blutverlust.[5]

Würden Sie auf dem Wochenmarkt eine Umfrage machen und die Menschen dort fragen, was sie unter einem Trauma verstehen, bekämen Sie vermutlich Antworten wie diese: Ein Trauma ist ein schlimmes Ereignis wie Krieg, Folter, ein Überfall oder eine Vergewaltigung. – Aber ist das wirklich so? Ist die Ursache eines Traumas in solchen Ereignissen zu suchen? Nicht unbedingt. Für manche Menschen ist der Krieg der Auslöser eines Traumas, für andere nicht. Für manche Menschen ist ein Skiunfall traumatisch, für andere nicht.

Was genau macht denn nun ein Trauma aus, wenn es nicht nur am Ereignis selbst hängt? Im Lehrbuch zu Psychiatrie und Psychotherapie findet sich folgende Erklärung: „Unter einem Trauma wird ein Ereignis verstanden, das von jedem Menschen als extrem belastend oder katastrophal erlebt werden würde. Der Betreffende erfährt eine oder mehrere Situationen, in denen er lebensbedrohlichen Ereignissen oder Handlungen ausgesetzt war, durch die er körperlich schwer verletzt wurde oder die seine psychische Integrität bedrohten. Ebenso wird darunter das Miterleben der genannten Situationen als Zeuge verstanden, wenn primär andere Personen davon betroffen sind. Als Beispiel für traumatische Situationen werden … Naturereignisse, von Menschen verursachte Katastrophen, Kampfhandlungen, schwere Unfälle oder die Beobachtung eines gewaltsamen Todes anderer und das Erleben von Folter, Terrorismus, Vergewaltigung oder anderer Verbrechen genannt."[6]

Wie kann es dann sein, dass manche Menschen nicht traumatisiert sind, obwohl sie ähnlich schlimme Erlebnisse überstanden haben?

Um zu verstehen, wann ein Ereignis für den einzelnen Menschen tatsächlich zu einem Trauma wird, ist es hilfreich, verschiedene Puzzleteile getrennt voneinander zu betrachten.

Die Ereignisse, auf die sich der Begriff Trauma bezieht, haben wir bereits genannt. In ihrer Mehrzahl sind dies äußerlich vorliegende Umstände. Doch was genau passiert im Körper?

Auch wenn wir Menschen schon lang in Dörfern und Städten leben und über viele technische Errungenschaften verfügen, die unser Leben leichter machen, ist unser Gehirn doch nach wie vor auf Überleben programmiert. Das bedeutet, dass ein Teil von uns stets damit beschäftigt ist, die Umgebung zu beobachten und die im Gehirn ankommenden Reize zu beurteilen: Droht möglicherweise von irgendwo Gefahr? Im Alltag ist uns das nicht bewusst, es sei denn, unser Gehirn greift blitzschnell ein und schaltet instinktiv auf Flucht oder Angriff um.

Vor ein paar Jahren war ich abends mit dem Auto auf einer Landstraße unterwegs. Plötzlich registrierte ich ein entgegenkommendes Fahrzeug, das viel zu weit auf meiner Fahrbahnseite auf mich zukam. Der letzte Gedanke, bevor es gekracht hat, war: „Was tut der auf meiner Straßenseite?" Im nächsten Moment hörte ich bereits das Splittern von Glas. Wir waren ungebremst frontal zusammengestoßen. Ich hatte großes Glück, dass ich mit relativ harmlosen Verletzungen aus diesem Unfall herausgekommen bin. Sowohl die Polizei als auch die Rettungsmannschaft sprachen von einer ganzen Busladung an Schutzengeln, die mein Überleben ermöglichten. Unter anderem hatte ich instinktiv das Lenkrad nach rechts gerissen, wodurch der Aufprall zumindest etwas gemindert wurde. – Hatte ich das bewusst entschieden? Nein, das wäre in der Kürze der Zeit nicht möglich gewesen. Mein Gehirn hat die Situation sehr schnell und richtig eingeschätzt: Lebensgefahr! Und ohne dass ich darüber nachdachte, hat mein Körper reagiert: Weg hier! In diesem Fall setzte ich das durch den Versuch um, nach rechts auszuweichen.

Unser Großhirn, mit dem wir denken, ist eine feine Sache und leider in bedrohlichen Situationen viel zu langsam. Bis wir uns entschieden haben, was jetzt die beste Möglichkeit wäre, ist der Moment schon vorüber. Diese instinktive Reaktion verdanken wir der Tatsache, dass auch der Mensch ursprünglich ein Beutetier war, und in Gefahrensituationen hat der überlebt, der am schnellsten weggelaufen ist oder angegriffen hat.

Im Gehirn passiert dabei Folgendes: Ein ankommender Reiz – das kann etwas sein, was wir sehen, hören oder auch fühlen – wird danach beurteilt, ob er eine Gefahr darstellt oder nicht. In dem Moment, in dem die Amygdala – ein bestimmter Bereich des Gehirns, auch Mandelkern genannt – den Reiz als Gefahr erkennt, setzt sie eine Kaskade von vegetativen Reaktionen in Gang. Der Körper bereitet sich in Bruchteilen von Sekunden darauf vor, zu fliehen oder anzugreifen:

- Herzschlag und Blutdruck steigen: der Körper wird besser mit Sauerstoff und Energie versorgt
- die Muskelspannung erhöht sich
- Zucker wird als Energiereserve ausgeschüttet, um Flucht oder Angriff zu ermöglichen
- Endorphine vermindern das Schmerzempfinden.

Jetzt ist der Körper bereit für Flucht oder Angriff. Wir alle haben schon erlebt, dass dieses wunderbare Notfallsystem uns in schwierigen Situationen vor größerem Schaden bewahrt hat, weil wir vor einer Gefahr ausgewichen sind oder uns gerade noch fangen konnten, bevor wir vom Fahrrad gestürzt wären. Dabei ist dies ein vergleichsweise harmloses Beispiel, das jedoch helfen kann zu verstehen, wie aus einem schlimmen Erlebnis ein Trauma mit Folgen wird.[7]

Der Körper ist auf Flucht oder Angriff programmiert und wenn ein Mensch in eine für ihn sehr bedrohliche Situation gerät und dieses Programm nutzen kann, verarbeitet er das Erlebnis eher nicht als Trauma.

Wenn jedoch das Gehirn erkennen muss, dass weder Flucht noch Angriff möglich ist, entsteht ein tiefes Gefühl von Hilflosigkeit und Ohnmacht. Das ist sozusagen der Baustein, der hinzukommt, wenn ein Trauma entsteht und der Betroffene länger unter den Folgen leidet. Es entwickelt sich ein Zustand, der „Freeze" genannt wird. Die Ereignisse sind so schlimm, dass der Körper nur noch mit Erstarrung reagieren kann. Das Gehirn erkennt, dass der Mensch sich nicht durch Flucht oder Angriff in Sicherheit bringen kann. Die Amygdala arbeitet auf Hochtouren. Sie feuert permanent und sorgt dafür, dass das Ereignis nur in Fragmenten gespeichert wird. Das ist ein Notfallprogramm des Körpers, um das Überleben zu sichern. Da es für den Organismus nicht möglich ist, sich aus der gefährlichen Situation zu entfernen, nutzt er die Möglichkeit der inneren Distanzierung. Es ist wie ein geistiges Wegtreten oder das Neutralisieren akuter Todesangst, das durch das Ausschütten körpereigener Opiate ermöglicht wird.

Normalerweise nehmen wir die Ereignisse zusammenhängend wahr und speichern sie auf folgende Weise im Hippocampus, dem „Archiv" unseres Gedächtnisses, ab:

- biografisch: Ich kann mich erinnern, dass ein bestimmtes Ereignis passiert ist.
- episodisch: Ich kann mich an Anfang, Mitte und Ende erinnern, ohne den Ablauf durcheinander zu bringen.
- narrativ: Ich kann über das reden, was passiert ist.

In einem Freeze-Zustand fließt so viel Noradrenalin durch den Körper, dass es die integrative Wahrnehmung blockiert und die Erinnerungen in Fragmenten abgespeichert werden. Das führt dazu, dass sich der Betroffene nur noch in Einzelstücken erinnern und er diese nicht so ohne weiteres zusammensetzen kann. Es sind Fragmente, einzelne Sequenzen, Bilder oder Körperwahrnehmungen. Stellen Sie sich vor, das Ereignis wird so abgespeichert, als wäre ein Foto zerrissen worden. Man weiß, dass da was war, doch es sind alles einzelne Papierfetzen, ein zusammenhängendes Bild fehlt. Das erklärt, warum ein Trauma oft nicht einfach so erzählt werden kann.[8]

Damit also wirklich ein Trauma entsteht, müssen mehrere Faktoren zusammenkommen: Ein sehr belastendes Ereignis wird vom Gehirn als Gefahr eingestuft, der man nicht durch Flucht oder Angriff entrinnen kann. Der Körper setzt als Notfallprogramm den Freeze-Zustand ein, um eine innere Distanzierung zu ermöglichen, da die äußere Distanz nicht zu gewinnen ist.

Nun kann es sein, dass zwei Menschen genau die gleiche Situation erleben. Der eine verarbeitet diese als belastendes Lebensereignis, während der andere die Situation als Trauma verarbeitet.

Eine Frau ist abends auf dem Heimweg und durchquert einen Park. Plötzlich springt ein Mann aus einem Gebüsch und versucht, sie vom Weg zu zerren, um sie zu vergewaltigen.
Im einen Fall geht diese Frau schon seit vielen Jahren zum Karate. Es ist ihr Lieblingssport und sie hat Abwehrmechanismen gut trainiert, sie sind automatisiert. Ihr Gehirn stuft die Situation als Gefahr ein, die Amygdala sorgt in Bruchteilen von Sekunden dafür, dass ihr Körper bereit für den Angriff ist. Die Karatekämpferin greift unbewusst auf ihr vorhandenes Wissen zu und verteidigt sich, bevor sie wegläuft. Der Schreck ist groß und sie zittert, als sie in Sicherheit ist, doch es war ihr möglich, aus der gefährlichen Situation zu entkommen. Vermutlich wird sie den Überfall als belastendes Ereignis erleben, jedoch nicht als Trauma.
Im anderen Fall passiert genau das Gleiche. Doch diese Frau kennt sich mit Kampfsport gar nicht aus. Ihr Gehirn stuft die Situation als Gefahr ein. Als eine Gefahr, der sie nichts entgegenzusetzen hat. Sie fühlt sich hilflos und ohnmächtig, der Situation ausgeliefert. Das Gehirn stuft die Situation nun als so bedrohlich ein, dass ein Freeze-Zustand einsetzt. Körpereigene Endorphine lassen sie wegtreten, sie ist wie gelähmt und erlebt die Vergewaltigung wie etwas, das weit weg passiert. Im Anschluss kann sie sich nur an Fragmente erinnern, einzelne Bilder, Geräusche, es ist kein zusammenhängender Film.

Nun wissen Sie, dass es für die Entstehung eines Traumas nicht nur das belastende Ereignis braucht, sondern auch die zum Teil sehr individuelle Verarbeitung des betreffenden Menschen. Manche haben schon früh in ihrem Leben immer wieder Hilflosigkeit erlebt. Gut möglich, dass diese dann schneller in den Freeze-Zustand geraten als Menschen, die gelernt haben, mit gefährlichen Situationen umzugehen.

Mögliche Folgen

Menschen reagieren auf das Erleben von besonders schwierigen Situationen sehr unterschiedlich. Hier befinde ich mich als Autorin in einer Zwickmühle. Auf der einen Seite ist es für Sie als ehrenamtlichen Helfer wichtig, die möglichen Folgen eines Traumas zu kennen. Auf der anderen Seite birgt das die Gefahr der selektiven Wahrnehmung. Plötzlich sehen Sie in jedem Flüchtling, der Ihnen begegnet, einen Traumapatienten. Das hat Auswirkungen auf Ihren Umgang mit den Menschen. Bevor wir uns also den möglichen Folgen eines Traumas kurz zuwenden, möchte ich betonen, dass es nicht zwangsläufig zur Entwicklung einer psychischen Störung kommen muss. Bitte seien Sie sich dieses Phänomens sehr bewusst, wenn Sie auf Menschen zugehen, die Schlimmes erlebt haben!

Lassen Sie uns in diesem Zusammenhang einen Blick auf die Zahlen werfen, die es zu diesem Thema gibt. Die Bundespsychotherapeutenkammer hat verschiedene wissenschaftliche Untersuchungen ausgewertet und ist zu dem Ergebnis gekommen, dass rund die Hälfte aller Flüchtlinge in Deutschland unter einer Depression leiden und etwa 40 bis 50 Prozent unter einer sogenannten Posttraumatischen Belastungsstörung.[9] Die Kammer geht dabei von einem recht weit gefassten „Flüchtlings"-Begriff aus, der in Deutschland anerkannte Flüchtlinge, Asylsuchende und geduldete Ausländer umfasst. Die Psychologin und Psychotherapeutin Christine Knaevelsrud von der Freien Universität Berlin hat Zahlen ermittelt, die auf Asylbewerber in Deutschland eingegrenzt sind. Von ihnen leiden, so die Professorin, 33 bis 40 Prozent an einer Posttraumatischen Belastungsstörung und rund 22 Prozent an depressiven Erkrankungen.[10] Im Umkehrschluss zeigen diese Zahlen, wie viele Menschen ein potentiell traumatisches Ereignis gut verarbeiten und schnell in den Alltag zurückfinden.

Akute Belastungsreaktionen, Anpassungsstörungen und depressive Episoden

Früher nannte man die akute Belastungsreaktion im Volksmund auch gern Nervenzusammenbruch. Voraussetzung für die Diagnose einer akuten Belastungsreaktion ist das Erleben einer überwältigenden Bedrohung, die dem Betroffenen selbst passiert oder einen geliebten Menschen betrifft. Dazu zählt man Krieg, eine Umweltkatastrophe oder auch einen Unfall. Auch eine abrupte große Veränderung im sozialen Umfeld wie z.B. mehrere Todesfälle oder ein Brand können zu einer akuten Belastungsreaktion führen. Innerhalb von wenigen Stunden treten bei einem ansonsten psychisch gesunden Menschen folgende Symptome auf, die innerhalb von drei Tagen wieder abklingen:

- Beginn mit einem Zustand von „Betäubung"
- Wechselnd depressive Symptome, Angst, Ärger, Verzweiflung, Rückzug oder Überaktivität.

Die Symptome schwächen sich schnell ab, besonders wenn sich der Mensch aus der belastenden Umgebung entfernen kann. Im Vordergrund steht die psychotherapeutische Unterstützung, in seltenen Fällen kann es sinnvoll sein, zur Beruhigung Medikamente zu geben, doch das entscheidet in jedem Fall ein Arzt.[11]

Als ehrenamtlicher Helfer dürften Sie in der Regel nicht auf Menschen mit einer akuten Belastungsreaktion treffen. Es sei denn, ein Ereignis mit größerem Schweregrad passiert in Deutschland. Das kann zum Beispiel der Fall sein, wenn es in einer Flüchtlingsunterkunft zu Übergriffen gegenüber Frauen oder Angehörigen einer Religionsgemeinschaft, zum Beispiel Christen oder muslimischen Glaubensrichtungen, kommt.

Anders als die akute Belastungsreaktion entwickelt sich eine Anpassungsstörung in der Regel innerhalb eines Monats nach dem belastenden Ereignis und hält bis zu sechs Monate an. Diese Reaktion folgt nicht nur auf ein traumatisches Ereignis, sondern kann sich auch nach einem Arbeitsplatzverlust oder einer Trennung entwickeln.

Die Symptome können sehr unterschiedlich und wechselnd sein:

- depressive Verstimmungen
- Angst und Besorgnis
- Gefühle von Überforderung und Hilflosigkeit
- Körperliche Symptome wie Herzklopfen, Zittern, muskuläre Anspannung oder Schlafstörungen.

Bei Kindern und Jugendlichen äußert sich eine Anpassungsstörung oft auch in Symptomen des Sozialverhaltens:

- Reizbarkeit, Aggressivität oder Weigerung, gesellschaftliche Normen einzuhalten (dissoziatives Verhalten), z. B. Schuleschwänzen
- Regressive Anzeichen (Zurückfallen in früheres kindliches Verhalten) können erneutes Einnässen, Babysprache oder Daumenlutschen sein.

Ein wichtiger Aspekt der Anpassungsstörung ist, dass es hier einen größeren Zusammenhang mit persönlichen Faktoren gibt als bei der akuten Belastungsreaktion oder der Posttraumatischen Belastungsstörung. Manche Menschen weisen eine höhere Veranlagung zu einer Entwicklung dieser Symptomatik auf als andere.[12]

Viele Menschen reagieren auf belastende Ereignisse – und das muss nicht unbedingt gleich traumatische Ausmaße haben – mit depressiven Verstimmungen.

Was ist eine Depression und wie äußert sie sich? Ab wann spricht man überhaupt von einer Depression? Sogenannte reaktive Depressionen entstehen, wie der Name schon sagt, als Reaktion auf belastende Ereignisse. Folgende Anzeichen weisen auf eine Depression hin:

- gedrückte Stimmung
- Antriebslosigkeit oder innere Unruhe
- vermindertes Selbstwertgefühl oder Selbstvertrauen
- Schuldgefühle oder Gefühle von Wertlosigkeit
- Verlust von Freude und Interesse
- Konzentrations- und Gedächtnisstörungen
- Suizidgedanken, je nach Schwere der Depression unterschiedlich
- Stimmungsschwankungen über den Tag
- Schlafstörungen
- Appetitlosigkeit, Gewichtsverlust
- Libidostörungen.

Manche Depressionen tarnen sich in Form von körperlichen Symptomen wie Rücken- oder Kopfschmerzen. Dann stehen diese Symptome im Vordergrund und die Diagnose wird etwas schwieriger. Diese Depressionen nennt man auch lavierte Depression.

Um von einer Depression zu sprechen, müssen vier bis fünf der oben genannten Symptome für mindestens zwei Wochen vorliegen. Erst dann spricht man von einer leichten Depression. Mit steigendem Schweregrad kommen mehr Symptome dazu und diese vertiefen sich in der Ausprägung. Generell kann man sagen, dass es sich hier um Symptome handelt, die jeder von uns vermutlich einzeln schon erlebt hat. Die Kombination und die quantitative Ausprägung machen eine Depression aus.[13]

Möchten Sie wissen, wie sich eine Depression prima verstärken lässt? Sozusagen eine Anleitung zum Depressiv-Werden erhalten? – Mit so einem ernsten Thema ist nicht zu spaßen, denken Sie sich jetzt vielleicht und fragen sich, wieso ich eine so provokante Frage stelle. Und stellen Sie sich vor, genau diese Frage stelle ich nicht nur Ihnen, sondern auch meinen Klienten, die wegen einer Depression zu mir in die Praxis kommen.

Eine junge Frau möchte einen Termin in meiner Praxis. Sie war vor längerer Zeit bereits bei mir zur Beratung. Auf die Frage, was sie herführt, erzählt sie mir, sie habe schon häufiger depressive Episoden gehabt. Und nun spüre sie, dass sich erneut eine solche ankündigen würde. Sie habe Angst, dass es so schlimm werden könnte, dass sie mit Suizidgedanken in der Klinik landet.
Auslöser war das Geschenk eines Familienmitglieds: ein Diätkochbuch. Das hat die Klientin sehr gekränkt.
Ich schaue sie an und frage sie, was sie tun müsste, um innerhalb von drei Wochen dafür zu sorgen, dass die depressive Episode so schlimm wird, dass ein Klinikaufenthalt unumgänglich ist.
Sie reagiert völlig überrascht und verblüfft. Im ersten Moment sogar fast fassungslos. Dann beginnt sie zu verstehen und lächelt.
„Also, wenn ich mit Anlauf in eine richtig schlimme Depression schlittern möchte, sollte ich auf jeden Fall folgende Dinge tun: Nach dem Arbeiten setze ich mich nur noch vor den Fernseher und schaue Hartz-IV-TV. Dazu stopfe ich mich mit Chips und Süßigkeiten voll. Ich höre sofort auf, Sport zu treiben. Mit dem Hund gehe ich auch nicht mehr raus. Alle meine sozialen Kon-

takte muss ich für dieses Vorhaben auch sofort einstellen. Ich sollte mich überhaupt nur noch ins Bett legen und nichts Sinnvolles mehr tun. Mit meinen Freundinnen rede ich am Telefon nur noch über die negativen Dinge in meinem Leben. Ich vergleiche mich außerdem mit den Supermodels. Meinen Freund weise ich zurück und treffe mich nicht mehr mit ihm. Überhaupt sitze ich nur noch passiv herum."

Ich nicke und gratuliere ihr zu diesem „Rezept" für eine gelungene Depression. Dann frage ich sie, was sie stattdessen tun wird.

„Ganz klar. Ich treibe weiterhin Sport und gehe nach der Arbeit als Erstes mit dem Hund raus. Meine sozialen Kontakte pflege ich bewusst, treffe mich mit Freundinnen und meinem Partner. Ich sorge für kleine Erfolge und sage mir bewusst, was ich schon alles im Leben geschafft habe. Um gar nicht in Versuchung zu kommen, plane ich Aktivitäten wie gemeinsames Kochen, Spaziergänge und so weiter."

Wieso habe ich Ihnen dieses Beispiel erzählt? Was genau hat das mit Ihrer Arbeit in der Flüchtlingshilfe zu tun? Selbstverständlich gehört die Behandlung einer Depression in die Hände von Ärzten und Therapeuten. Es ist nicht an Ihnen, eine so provokante Frage zu stellen! Dafür benötigen Sie erstens eine entsprechende Ausbildung im Bereich Psychotherapie und Sie sollten ein entsprechend gutes Verhältnis zum Betroffenen haben. Doch wenn Sie sich anschauen, was meine Klientin erzählt hat, dann gibt es ein paar Punkte, an denen Sie auch als Helfer Unterstützung anbieten können:

- Sport – Bewegung ist das A und O jeder Depressionsbehandlung
- Aktivität – Unterstützen Sie Aktivität und Eigeninitiative der Flüchtlinge; das fördert das Selbstvertrauen

- Soziale Begegnungen – sprechen Sie gemeinsam über positive Dinge und erreichte Erfolge.

Erklärungen und Hintergründe für diese ersten Anregungen werden Sie im Zusammenhang mit den praktischen Ratschlägen und Hinweisen später im Buch finden.

Posttraumatische Belastungsstörung und Posttraumatisches Wachstum

Die Erkrankung mit deutlich höherer Beeinträchtigung und längerer Dauer nach einem Trauma ist die Posttraumatische Belastungsstörung, kurz PTBS genannt. Was genau verbirgt sich nun hinter diesem Begriff?

Als Symptome sind beobachtbar:

- wiederholtes Erleben des Traumas in Erinnerungen, sogenannten Flashbacks, oder Träumen
- Gefühl von Betäubung und emotionaler Stumpfheit
- Gleichgültigkeit und Teilnahmslosigkeit
- Vermeidung aller Reize, die Erinnerungen an das Trauma wieder wachrufen können
- Angst, Panik und Aggression
- Schreckhaftigkeit
- Schlaflosigkeit
- Zustand körperlicher Übererregtheit
- Suizidgedanken.

Bei mehreren psychischen Störungen kann es zu Suizidgedanken kommen, wie z.B. bei Depressionen oder auch der Posttraumatischen Belastungsstörung. Wie gefährdet eine betroffene Person ist, kann im Regelfall nur ein Fachmann erkennen. Wenn es einem von Ihnen betreuten Flüchtling sehr schlecht geht und er von Suizidgedanken spricht, informieren Sie bitte Fachleute. Diese können dann entscheiden, wie ernst es ist und ob weitere Maßnahmen zum Schutz eingeleitet werden sollten. Flashbacks sind keine gewöhnlichen Erinnerungen, sondern so intensiv, dass der Traumatisierte das Gefühl hat – oft ausgelöst durch sogenannte Trigger wie Geräusche oder Gerüche –, das Trauma erneut zu durchleben. Sie können mit großer Angst und Fluchttendenzen einhergehen und quälen den Betroffenen sehr. Sicherlich können Sie sich vorstellen, dass der Traumatisierte mit allen möglichen Mitteln verhindert, erneute Flashbacks durchleben zu müssen. Je nach Trigger schränkt ihn das in seinem Alltag stark ein, da er versucht, jegliche Reize zu vermeiden, welche die schlimmen Erinnerungen wieder wachrufen könnten. Das führt manchmal dazu, dass derjenige nicht mehr aus dem Haus geht oder nicht mehr Bahn fährt.

Manche Traumatisierte grübeln, wieso gerade sie in diese Situation geraten sind. Sie hadern mit sich und denken in Schleifen, wie es gewesen wäre, wenn sie zehn Minuten früher das Haus verlassen hätten oder – im Fall der Flüchtlinge – vielleicht zwei Wochen früher geflohen wären. Im Zusammenhang mit Krieg taucht das Phänomen der „Überlebensschuld" auf. Die betroffenen Personen fühlen sich schuldig, weil sie zum Beispiel einen Bombenangriff überlebt haben, während andere dabei zu Tode gekommen sind.

Ein junger Mann aus Nigeria machte sich auf den Weg nach Deutschland. Seine Idee war, für sich und seinen Sohn in Deutschland als Tellerwäscher gutes Geld zu verdienen, um dieses nach Hause zu schicken. Bereits auf dem Weg nach Libyen wurde er in der Wüste ausgeraubt; mit vorgehaltenem Revolver zwang ihn ein Angreifer, ihm alle seine Besitztümer auszuhändigen. Das war bereits ein erstes lebensbedrohliches

Ereignis. Schon hier könnte man von einem Trauma sprechen. Von weit größerem Einfluss auf ihn aber war die Überfahrt auf einem Boot, das voll Wasser lief. Er musste hilflos zusehen, wie Freunde von ihm ertranken, während er selbst knapp überlebt hat. In Deutschland wartet dieser junge Mann nun nach wie vor auf seinen Asylbescheid. Die Gefahr, dass er abgeschoben wird, weil er keine Verfolgung nachweisen kann, ist groß. Im Rahmen des Deutschkurses von Ehrenamtlichen erzählte er wiederholt, wie sehr ihm der Gedanke zusetzt, dass er überlebt hat, während seine Freunde gestorben sind. Er tut sich sehr schwer mit dem Lernen, klagt über starke Konzentrationsprobleme und hat oft Kopfschmerzen.
Letztendlich muss man in diesem Fall leider sagen, dass er sich auf den Weg gemacht hat, um seiner Familie ein besseres Leben zu ermöglichen, was als Asylgrund nicht anerkannt werden wird. Ursprünglich nicht traumatisiert, kämpft er nun mit den Folgen seiner Reise nach Deutschland. Sein Traum von einem Job hat sich nicht erfüllt. Eine Lehre hat er kurz nach Beginn wieder abgebrochen, die Deutschkenntnisse waren auch nach zwei Jahren nicht gut genug. Die Helfer haben ihm geraten, zumindest mit der Familie über die Ereignisse auf der Überfahrt zu sprechen, da er in Deutschland keine Therapie bekommen hat.

Vielleicht können Sie in Ihrer Arbeit auch immer wieder beobachten, dass Eltern mit ihren Kindern nicht besonders liebevoll oder gar zärtlich umgehen. Auch das kann ein Symptom der PTBS sein. Die emotionale Abgestumpftheit führt dazu, dass Gefühle von Zärtlichkeit und Nähe zu Angehörigen nicht gefühlt und gelebt werden können. Eltern machen sich dann massive Vorwürfe, da sie nicht wissen können, dass dieses Phänomen ganz normal sein kann und sie nichts dafür können.

Eine PTBS entwickelt sich gewöhnlich innerhalb von sechs Monaten nach dem Ereignis. Es kann allerdings auch sein, dass die betreffende Person anfangs keinerlei Symptome zeigt und sich diese erst Jahre später entwickeln oder durch das Erleben eines erneuten traumatischen Ereignisses angestoßen werden.

Die Behandlung einer Posttraumatischen Belastungsstörung gehört in die Hände von Fachleuten, da sonst die Gefahr einer Retraumatisierung besteht. Darunter verstehen Maercker und Rosner im beratenden Kontext: „Als Retraumatisierung werden Vorgehensweisen bezeichnet, die die Patienten nur emotional belasten und keine nachhaltige Erleichterung verschaffen. In ihrer schlimmsten Form können sie, bedingt durch die mangelnden emotionalen Stabilisierungsmöglichkeiten des Traumatisierten, zu einer lang anhaltenden Verschlechterung führen. In den weniger schwer wiegenden Fällen kommt es zu einer Reaktualisierung des Traumas, die der Betroffene zwar selbst zu bewältigen imstande ist, die aber kurzfristig zu einer Verschlechterung führen kann."[14]

Zum Glück gibt es heute sehr gute Methoden in der Traumatherapie, die es den betroffenen Menschen ermöglichen, wieder gesund zu werden und ein erfülltes Leben zu leben.

> **Es ist *nicht* Ihre Aufgabe als ehrenamtlicher Helfer, die Flüchtlinge zu therapieren! Bitte überlassen Sie diese Arbeit den Spezialisten.**

Nun könnten Sie denken, dass doch alle Flüchtenden traumatisiert sein müssten und wir Tausende von Therapeuten brauchen. – Zum Glück ist das nicht so. Ja, es gibt die, die eine Posttraumatische Belastungsstörung entwickeln und unbedingt eine Therapie benötigen. Andere aber kommen auch ohne professionelle Hilfe wieder gut im Alltag an und finden einen Weg, mit ihren Erlebnissen umzugehen.

Bereits seit einigen Jahren findet eine Kehrtwende statt. Lange Zeit hat sich die Forschung der klinischen Psychologie intensiv um die möglichen negativen Folgen eines Traumas gekümmert. Inzwischen jedoch wächst auch das Interesse an den Faktoren, die es ermöglichen, unbeschadet aus einem schlimmen Erlebnis herauszukommen. Nicht nur das, heute geht es immer mehr darum, dass aus einem Trauma Wachstum entstehen kann. Das bedeutet, dass das Erleben eines Traumas positive Folgen haben kann.

Richard G. Tedeschi, ein Psychologieprofessor in Charlotte, USA, unterscheidet die folgenden fünf Bereiche.[15]

1. Erhöhte Wertschätzung des Lebens

In vielen Fällen führt das Erleben eines Traumas dazu, dass das Leben mehr geschätzt wird. Ein Überlebender setzt die Prioritäten nach dem Trauma anders als vorher. Persönliche Beziehungen gewinnen deutlich an Wert, während materielle Dinge an Wert verlieren.

Eine Freundin hatte vor einigen Jahren einen schweren Autounfall. Diesen hat sie nur knapp überlebt. Durch dieses Ereignis wurde ihr sehr bewusst, wie kurz das Leben sein kann. Im Alltag hatte sie wenig Zeit, sich um Familie und Freunde zu kümmern. So oft vergisst man, seinen Lieben zu sagen, wie wichtig sie für einen sind. Das änderte sich nach dem Unfall. Eine ihrer ersten Handlungen war, allen Freunden und Verwandten Postkarten zu schicken und ihnen mitzuteilen, wie froh sie ist, sie in ihrem Leben zu haben. Sie wollte, dass alle genau wussten, wie wichtig sie ihr waren.

2. Persönliche Beziehungen werden intensiviert

Ein Sprichwort sagt, dass man erst in der Not die wahren Freunde erkennt. Nach einem Trauma verändern sich Beziehungen. Sie werden hinterfragt, und während sich manche Beziehungen auflösen, intensivieren sich andere. Viele Menschen entwickeln nach einem Trauma eine erhöhte Empathiefähigkeit. Sie können sich besser in andere Menschen hineinversetzen und fühlen mit diesen mit. Das zeigt sich zum Beispiel daran, dass es viele Berichte von ehemaligen Flüchtlingen gibt, die nun ihrerseits besonders viel Mitgefühl mit den Neuankömmlingen haben und sich um diese kümmern.

3. Eigene Stärken erkennen

Das Erleben eines Traumas zeigt dem Betroffenen seine Verletzlichkeit. Das Leben ist nicht sicher. Jederzeit können schlimme Dinge passieren, die nicht nur andere betreffen, sondern auch einen selbst. Hat ein Mensch ein Trauma erfolgreich überstanden, weiß er auch um seine innere Stärke. Er hat das Trauma überstanden, ist noch daran gewachsen.

Lassen Sie uns einen kurzen Ausflug ins Coaching oder Stressmanagement machen. In der Arbeit mit Menschen lässt sich die Erkenntnis eigener Stärke leicht vertiefen und festigen. Nach schrecklichen Erlebnissen hat oft das Selbstbewusstsein gelitten. Wenn Sie Menschen darin unterstützen möchten, sich der eigenen Stärken bewusster zu werden, können Sie mit ihnen die „Erfolgsgeschichten ihres Lebens“ malen. Das ist eine Technik, die sich wunderbar mit Kindern und Erwachsenen machen lässt. Farbiges Papier, am besten mindestens in DIN A3, bunte Stifte und etwas Zeit sind alles, was Sie dafür

benötigen. Lassen Sie Ihr Gegenüber symbolisch all die Lebenssituationen zeichnen oder aufschreiben, in denen es Erfolg hatte. Das können durchaus auch die Krisen sein, die das Leben geprägt haben.
Das Trauma bleibt bitte außen vor.
Fordern Sie den anderen dazu auf, zu erzählen, was genau seine Stärken sind. Hören Sie ihm zu, stellen Sie Vertiefungsfragen. Menschen vergessen so schnell, was sie alles schon geschafft haben und wo ihre Stärken liegen. Es ist psychologisch gesehen ein großer Unterschied, ob ich mir die Dinge nur denke oder ob ich sie laut ausspreche. In sozialpsychologischen Experimenten hat sich gezeigt, dass der Mensch all das deutlich mehr glaubt, was er selbst laut ausgesprochen oder sogar aufgeschrieben hat.
Im Buch „Die Psychologie des Überzeugens" von Robert Cialdini werden viele dieser Experimente detailliert erklärt. Sie wurden ursprünglich oft im Zusammenhang mit Verkaufsgesprächen oder anderen Versuchen genutzt, eine Verhaltensänderung herbeizuführen, können aber in unserem Zusammenhang auch einfach nur hilfreich für die positive Entwicklung sein. Das bedeutet im Fall der „Erfolgsgeschichten meines Lebens", dass es viel wirksamer ist, wenn Ihnen Ihr Gegenüber erzählt, was es alles gut kann. Das gilt selbstverständlich für Kinder und Erwachsene. Gute Fragen könnten sein: Was genau war der Erfolg? Was hat dabei geholfen? Wie genau hat es derjenige gemacht?

4. Neue Möglichkeiten entdecken

Nachdem sich die Prioritäten nach einem erlebten Trauma häufig verschieben, werden ursprüngliche Ziele unwichtig. Wo es vorher in erster Linie um das Erreichen der nächsten Karrierestufe ging, ist es jetzt wichtig, dem Leben einen neuen Sinn zu geben. Das kann bis zu einem

Berufswechsel führen. Wie bereits beschrieben, engagieren sich manche Betroffene besonders im sozialen Bereich.

Viele Jahre lang habe ich angehende Heilpraktiker für Psychotherapie unterrichtet. Um die Prüfung vor dem Gesundheitsamt zu bestehen, müssen die Anwärter alle psychologischen Krankheitsbilder kennen und über deren Behandlung Bescheid wissen. Der Stoff umfasst die komplette klinische Psychologie. Eine echte Herausforderung, sich das Wissen anzueignen, zumal es sich oft um Menschen handelt, die nicht Anfang zwanzig sind und sich mit dem Lernen nicht leicht tun. Wenn Sie die Schüler fragen, finden sich unter ihnen viele, die selbst schwere Schicksalsschläge hinter sich haben und ihr Leben neu ausrichten. Sie möchten nun andere Menschen unterstützen, und so manch einer wechselt aus der Finanzbranche ins soziale Feld. Es würde mich nicht wundern, wenn sich auch unter den Flüchtlingen viele finden, die nach ihren Erlebnissen intensiv darüber nachdenken, inwiefern sie in Zukunft andere Menschen unterstützen können.

5. Spiritualität

Ein Trauma wirft grundlegende Fragen auf. Das Grenzerleben führt zur Suche nach dem Sinn im Leben, das Nachdenken über ein großes Ganzes oder Gott. So vertieft sich für viele Betroffene die spirituelle Suche, die zu neuen Erkenntnissen und mehr Zufriedenheit führen kann.

In vielen Studien hat sich gezeigt, dass Menschen nach traumatisierenden Ereignissen wachsen, als würden sie wie Phönix aus der Asche steigen. Das bedeutet nicht, dass es ihnen automatisch gut geht, sondern, dass sie trotz des Traumas wachsen.

Wie verhalte ich mich richtig?

Tränen müssen nichts Schlimmes sein

Vor einiger Zeit sprach ich mit einer Klientin, die sich völlig fassungslos an mich gewandt hatte, weil sie nicht verstehen konnte, was gerade mit ihr vorging. Nach einer für sie sehr anstrengenden Zeit mit viel Arbeit, Handwerkern in der neuen Wohnung, den Vorbereitungen für den Umzug und dem Start ihres Mannes an einer neuen Arbeitsstelle war für sie endlich etwas Ruhe eingekehrt. Die Wohnung war sehr schön geworden, der Garten in Ordnung gebracht, die Kisten ausgepackt und sie hätte sich freuen können. Doch was passierte stattdessen? Sie bekam Weinkrämpfe und Panikattacken. Wieso ausgerechnet jetzt? Warum nicht in der Zeit der Überforderung?

Ist Ihnen etwas in der Richtung auch schon passiert? In dem Moment, in dem Ruhe einkehrt und das Schlimmste vorbei ist, kommen die Tränen oder die Angst?

So geht es vielen Flüchtlingen. Sie haben eine sehr anstrengende und gefährliche Reise hinter sich. Endlich in Deutschland angekommen, sind sie in Sicherheit. Und jetzt kommen bei vielen die Tränen.

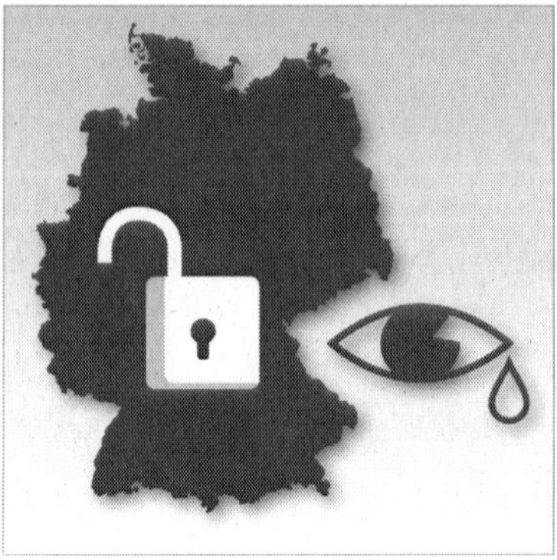

Nun könnte man ja denken: „Oh je, wir müssen sie schnell trösten. Haben wir was falsch gemacht, sie nicht gut genug behandelt? Ist etwas nicht in Ordnung?"

Ganz im Gegenteil. Es ist gut, dass die Tränen kommen, denn sie zeigen, dass ein Teil des Menschen das Gefühl hat, in Sicherheit zu sein. Die direkte Bedrohung ist vorüber. Jetzt dürfen auch Gefühle wieder zum Vorschein kommen. Die wichtigste Botschaft im Zusammenhang mit den Tränen ist einfach nur, dass es völlig in Ordnung ist, traurig zu sein und zu weinen. Lassen Sie die Menschen weinen. Bieten Sie ein offenes Ohr und Taschentücher an.

> **Tränen sind normal und ein gutes Zeichen.**

Fettnäpfchen – so bitte nicht!

Es ist wunderbar, dass sich so viele ehrenamtliche Helfer engagieren und sich um die neu in Deutschland angekommenen Menschen kümmern. Sie alle tun sicherlich ihr Bestes und handeln nach bestem Wissen und Gewis-

sen. Aber, wie das Sprichwort schon sagt: „Gut gemeint ist noch lang nicht gut gemacht."
Das gilt auch für den Umgang mit Flüchtlingen und ganz besonders im Bereich der Menschen, die schlimme Dinge erlebt und überlebt haben. Hier gibt es viele Möglichkeiten, mit gutem Willen etwas falsch anzupacken, und diese Gefahr können wir uns am besten bewusst machen, wenn wir uns ganz provokativ die Frage stellen: Was sind die größten Fehler, die ich als Ehrenamtlicher machen könnte? Welches Handeln meinerseits führt möglicherweise dazu, dass es den Flüchtlingen eher schlechter als besser geht?

Zu viel nachfragen und darüber reden

In vielen Unterkünften üben Ehrenamtliche mit Flüchtlingen Deutsch. Das ist super, denn im Moment haben wir die Situation, dass ein offizieller Deutschkurs den Flüchtlingen noch nicht von Anfang an bezahlt wird. Erste Schritte in der neuen Sprache helfen, sich besser zurechtzufinden. Aber leider kommt es immer wieder vor, dass es irgendwann nicht mehr um die Sprache geht, sondern dass miteinander immer und immer wieder über die schlimmen Ereignisse gesprochen wird. Die Helfer fragen nach, interessieren sich, und die Neuangekommenen erzählen und erzählen und erzählen. Statt den Bogen zurück zum Unterricht zu finden, verlieren sich alle Beteiligten in ihren Emotionen.

Vielleicht denken Sie sich jetzt, dass genau das doch gut ist, dass die Erlebnisse ja raus müssen und dass die Flüchtlinge das Bedürfnis haben, von ihren Erlebnissen zu erzählen. Sie fühlen sich verstanden und es entsteht Verbundenheit durch solche Gespräche.

Dies ist teilweise richtig und teilweise falsch. Auf der einen Seite ist es oft sehr heilsam, über das erzählen zu können, was einem passiert ist. Das kennt jeder von uns aus dem Alltag. Gleichzeitig vertiefen sich dadurch aber auch die Gedächtnisspuren. Die Hebbsche Regel besagt: Zellen, die zusammen feuern, vernetzen sich, vernetzte Zellen feuern zusammen. Je häufiger wir über etwas sprechen – im guten wie im schlechten Sinne –, desto mehr vernetzen sich die Zellen im Gehirn dazu. Letztendlich entsteht eine Art Datenautobahn. Das jedoch ist nicht unbedingt hilfreich für den Umgang mit schlimmen Erlebnissen. Vor allem dann nicht, wenn nicht eine ausgebildete Fachkraft gleichzeitig auf therapeutischer Ebene mit dem Menschen arbeitet.
Generell hat die Frage, worauf ich meine Aufmerksamkeit richte, Auswirkung auf meinen Zustand und sogar auf meinen möglichen Zugriff auf Ressourcen und Kompetenzen.

Der Mensch ist nicht immer gleich. Es gibt gute und schlechte Tage, gute und schlechte Zeiten. Schauen wir uns drei Zustände als Beispiele genauer an.

Erste Möglichkeit: Ein wunderbarer Sommertag

Stellen Sie sich vor, es ist ein wunderschöner Tag im Frühsommer. Sie haben frei und sitzen mit Freunden bei einer guten Tasse Kaffee oder einem Eis in einem Café. Die Stimmung ist gut, sie freuen sich über die Sonne und lachen gemeinsam. In diesem guten Zustand haben Sie Zugriff auf all Ihre Ressourcen und Kompetenzen.

Bei Harry Potter gibt es einen Raum der Wünsche. Man könnte sagen, in uns gibt es einen Raum der Möglichkeiten. Ich beschreibe ihn als runden Kuppelsaal – auf dem Boden ein wunderschönes Mosaik, die Kuppel hell – und von diesem Saal gehen viele Türen ab. Hinter jeder Tür verbirgt sich eine Fähigkeit, eine Kompetenz oder ein Talent. Das können Geduld, Empathie, Fremdsprachen oder logisches Denken sein. Jeder Mensch verfügt über viele solche Talente oder Fähigkeiten.

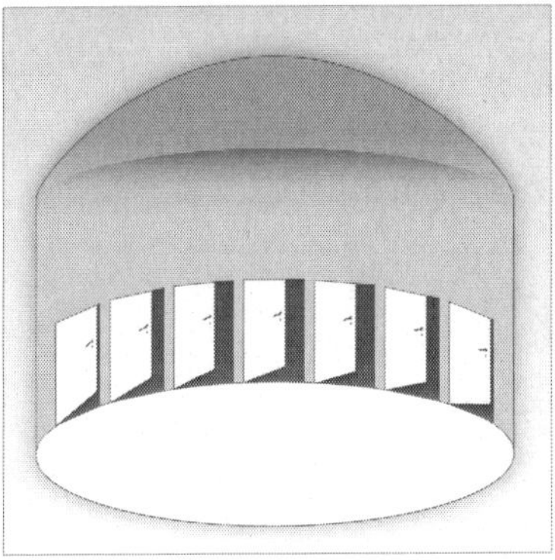

Sind Sie nun in einem guten Zustand, stehen die Türen zu all Ihren Talenten weit offen. Sie können intuitiv und blitzschnell wählen, welche Kompetenz oder Ressource gerade sinnvoll einzubringen ist. Das geschieht natürlich unbewusst.

Allerdings ist nicht jeder Tag in unserem Leben ein wunderbarer Sommertag. Wenden wir uns also der nächsten Möglichkeit zu.

Zweite Möglichkeit: Ein nebliger Novembertag

Es ist Zeit vergangen, der Herbst hat Einzug gehalten. Draußen ist es nasskalt und neblig, so richtig ungemütlich. Zusätzlich haben Sie schlecht geschlafen und Kopfschmerzen. Vor Ihnen liegt ein langer Arbeitstag. In diesem weniger guten Zustand passiert etwas Merkwürdiges in Ihrem Raum der Möglichkeiten.

Nach wie vor haben Sie den wunderschönen Kuppelsaal. Doch von irgendwoher zieht es und mit einem mehr oder weniger lauten Knall fallen viele der Türen zu. Dahinter verbergen sich weiterhin Ihre Talente, Fähigkeiten und

Kompetenzen. Doch nun ist es schon viel anstrengender, diese für sich einzusetzen. Erst müssen Sie die entsprechende Tür finden, dann den passenden Schlüssel und aufsperren.

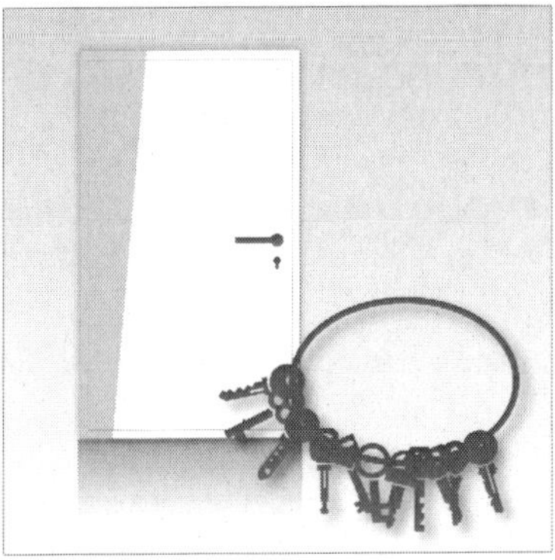

Kennen Sie das? Alles wird deutlich anstrengender und Sie wundern sich, wo Ihre Geduld hin ist oder wieso es Ihnen an einem solchen Tag deutlich schwerer fällt, so analytisch und klar zu denken, wie Sie es doch sonst tun.

Und dann sind da noch die Tage, an denen es einem wirklich schlecht geht.

Dritte Möglichkeit: Ein völlig verregneter kalter Tag

Es ist ein Tag, an dem man nicht mal einen Hund vor die Tür jagen möchte. Dichter Regen verhindert eine gute Sicht. Es ist kalt. Die Sonne hat sich seit Tagen nicht mehr blicken lassen und Sie sind traurig, müde oder fühlen sich einsam. Eine Erkältung plagt Sie zu allem Überfluss auch noch.

Wenn wir nun einen Blick in Ihren Raum der Möglichkeiten werfen, sehen wir, dass der Wind deutlich zugenommen hat und alle Türen zugefallen sind. Ja, nach wie vor sind hinter den geschlossenen Türen alle Fähigkeiten da, keine ist Ihnen wirklich abhandengekommen. Doch jetzt sind Sie völlig verwirrt. Was ist nun hinter welcher Tür? Wo, verdammt, ist der Schlüssel dazu? Es ist, als würde man sich gar nicht wiedererkennen. Alles ist so furchtbar anstrengend geworden. Das klare Denken fällt schwer, von Humor keine Spur mehr, und für viele ist es schwierig, sich klar auszudrücken.

Nun ist das Leben bekanntlich weder ein Wunschkonzert noch ein Ponyhof. Es gibt Sommertage, Novembertage und natürlich auch völlig verregnete Tage sowie viele Tage dazwischen. Allerdings haben wir Einfluss darauf, ob aus einem Novembertag eher wieder ein Sommertag oder ein völlig verregneter Tag wird. Mit diesem Einfluss verbindet sich auch der mehr oder weniger freie Zugang zu unseren Fähigkeiten und Ressourcen.

Machen wir folgendes Gedankenexperiment: Sie kommen ins Büro und finden Ihre Kollegen im Gespräch vor. Es geht darum,

dass Sie sich alle mitten in einer schwierigen Zeit befinden. Die Firma wird umstrukturiert, es gibt große Veränderungen, die viel Neues und damit Unsicherheit mit sich bringen. Sie hören den Kollegen zu, die an diesem „Novembertag" davon sprechen, wie schlimm alles in den letzten Wochen war, wie nervig die Veränderungen sind und wie wenig Lust sie darauf haben, sich umzustellen. Gemeinsam spricht das Team über alle negativen Dinge, jeder trägt noch seine eigenen Ansichten und Gefühle dazu bei. – Was glauben Sie: In welche Richtung bewegt sich das Team? Wird es eher Richtung Sommertag oder eher Richtung Regentag gehen?
Genau, das ganze Team bewegt sich Richtung Regentag. Das Reden über negative Dinge – nennen wir es doch auch „negatives Kopfkino" – sorgt dafür, dass wir deutlich weniger Zugang zu unseren Ressourcen und Kompetenzen haben. Das gilt für alle Beteiligten.

Wenn Sie das nun auf den Umgang mit den Flüchtlingen übertragen und sich in deren Situation hineinversetzen: Sie befinden sich in einem fremden Land, in einer fremden Kultur, es herrscht viel Unsicherheit. Das hört sich ja eher nach „Novembertag" an. Und dann sprechen alle beim Deutschkurs immer und immer wieder nur über die negativen Dinge. Ob das hilfreich ist? Vermutlich eher nicht. Daher ist es sinnvoll, wenn der Helfer nicht auch noch explizit zu viel nachfragt, nicht von sich aus noch tiefer ins Thema der Erlebnisse einsteigt. Auch wenn es gut gemeint ist und man doch gern Interesse signalisieren möchte.

Das ist gewiss schwierig, ja, und es ist eine Herausforderung, das richtige Maß zu finden. Wann ist es gut, Raum zum Erzählen zu lassen, und wann ist es an der Zeit, im Sinne eines roten Fadens die Aufmerksamkeit der Gruppe zurück in Richtung Deutsch, Stricken oder

Nähen zu lenken? Behalten Sie im Hinterkopf, wie wichtig es ist, Rahmenbedingungen zu schaffen, in denen die Türen im Raum der Möglichkeiten weit offen stehen. Sie werden einen Weg finden, ein offenes Ohr zu haben, ohne sich in den Geschichten zu sehr zu verlieren.

Hier ist eine kleine Anregung dazu, die ich sonst Teams mit auf den Weg gebe, die ich betreue. Natürlich tut es ab und zu einfach auch mal gut, eine Runde gemeinschaftlich zu jammern und zu schimpfen. Da diese Teammitglieder aber mit dem Thema „gelenkte Aufmerksamkeit“ vertraut sind, haben sie mich gefragt, was sie tun könnten, wenn sie einerseits am liebsten an die Decke gehen würden, andererseits aber nicht in den „Regentag“ rutschen möchten. Ich habe ihnen „Ärgern mit der Eieruhr“ vorgeschlagen. Sich im wahrsten Sinn des Wortes eine Eieruhr oder einen Timer stellen und während dieser Zeit, sagen wir mal zehn Minuten, gemeinsam so richtig schimpfen und motzen. Sobald die Uhr klingelt, richten alle gemeinschaftlich ihre Aufmerksamkeit auf positive Ereignisse. Was war in den letzten Tagen schön? Was ist gut gelungen? So hat beides seinen Platz: die schwierigen Punkte und die schönen Dinge.

Eine meiner Freundinnen machte eine längere schwierige Phase durch. Sie hatte Ängste und war auch leicht depressiv. Wann immer wir miteinander telefonierten, hat sie mir erzählt, dass es ihr nicht gut ging, was wieder alles Schlimmes passiert war. Ganz normal und völlig verständlich. Doch ganz ehrlich – glauben Sie, dass es ihr nach diesen Telefonaten besser ging? Nein, nicht wirklich, sie landete ja mit Anlauf im Regentag. Mir ging es übrigens danach auch nicht besonders gut. Viele solche Gespräche sind anstrengend und kosten Energie. Eines Tages habe ich ihr gesagt, dass es Zeit für das Eieruhrmodell wird. Sie durfte ab dann nur noch zehn Minuten jammern, und anschließend habe ich mir kleine positive Dinge erzählen lassen. Am Anfang war das eine ganz schöne Umstellung, doch dann hatten wir oft was zu lachen.

Den Flüchtlingen alles abnehmen und besser wissen

Lassen Sie uns diesen Abschnitt mit einem etwas provokanten und doch tatsächlich passierten Beispiel beginnen.

In einer Asylunterkunft irgendwo in Deutschland haben sich die Helfer was Tolles überlegt: einen Ausflug mit den Asylsuchenden zum See mit Bootsfahrt. Sehr schön! Alle freuen sich, und damit auch sicher alle pünktlich zur Abfahrt angezogen sind, kommen zwei der ehrenamtlichen Helfer schon früh zur Unterkunft, um die Teilnehmer rechtzeitig zu wecken. Ist das nicht nett?
Was meinen Sie? Welcher Eindruck entsteht bei Ihnen? Was ist die unterschwellige Botschaft, die unausgesprochen mitschwingt?
Das, was oberflächlich gesehen eine nette und fürsorglich gemeinte Geste ist, schickt eine völlig andere Botschaft mit: Wir müssen euch wecken, weil ihr das nicht selbst auf die Reihe bekommt.

Es handelt sich bei diesem Beispiel nicht um fünfjährige Kinder, sondern um erwachsene Menschen, die Krieg, Terror und eine anstrengende Flucht gemeistert haben. Klar und deutlich gesagt: Es macht die Flüchtlinge klein und unmündig, wenn wir ihnen nicht mal zutrauen, sich auf ihrem Handy den Wecker zu stellen, um rechtzeitig aufzustehen.

Setzen wir das in einen größeren Zusammenhang. Diese Menschen haben doch schon oft genug erlebt, dass sie hilflos und ohnmächtig waren, der Situation ausgeliefert, aus der sie geflohen sind. Das kann Einfluss auf das Selbstwertgefühl haben, auf die Selbstwirksamkeit.

Was passiert, wenn diese Menschen nun auf Helfer treffen, die ihnen unausgesprochen nicht zutrauen, sich einen Wecker zu stellen oder, allgemeiner gedacht, für sich selbst zu entscheiden, ob sie arbeiten können oder zu traumatisiert sind? – Richtig: Das Gefühl, es selbst zu schaffen, selbst etwas beitragen zu können, sinkt weiter.

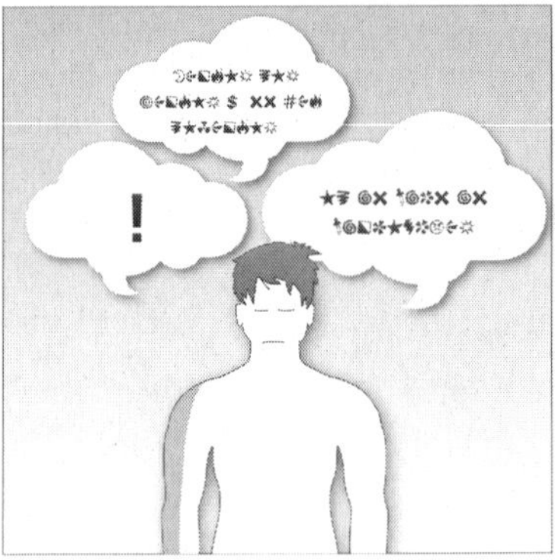

Instinktiv wollen wir diese Menschen erst einmal beschützen, ihnen helfen, ihnen möglichst alles abnehmen. Dabei denken wir oft zu wenig darüber nach, welche Botschaften implizit mit bei den Asylsuchenden ankommen.

Wenn ich als Helfer nicht mit Anlauf in dieses Fettnäpfchen hineinspringen möchte, wenn ich nicht dazu beitragen möchte, das Selbstbewusstsein des Flüchtlings noch etwas kleiner zu machen, sollte ich es wo immer ich kann vermeiden, ihm folgende Botschaften zu schicken:

- Ich nehme dir alles ab, du kannst es sowieso nicht.
- Ich trau dir nicht zu, dass du weißt, was für dich richtig ist.
- Lass mich mal entscheiden, ich weiß es besser als du.
- Das kriegst du eh nicht hin.
- Lass mich mal machen.

Denn wenn wir in unserem gut gemeinten Handeln diese Botschaften immer wieder, wenn auch ungewollt, rüberbringen – welche Auswirkungen wird das wohl langfristig haben? Hilft es den Menschen, sich in Deutschland ihren eigenen Platz zu schaffen? Werden sie dazu angeleitet, Eigenverantwortung zu übernehmen? Was werden sie lernen? Und werden sie im Kleinen Erfolge haben? Besonders im Zusammenhang mit einer möglichen Traumatisierung kommt diesen kleinen Erfolgen, den kleinen positiven Ergebnissen der eigenen Entscheidungen, eine große Bedeutung zu. Erinnern Sie sich daran, dass eines der schlimmsten Gefühle für Menschen die Ohnmacht, die Hilflosigkeit ist? Kleine Entscheidungen selbst treffen zu können und kleine Erfolge zu haben, das gibt den Menschen ein Stück weit das Gefühl zurück, Kontrolle zu haben. Es ist sowieso schon schwer genug, für eine ungewisse Zeit in nicht idealen Unterkünften zu leben. Mit vielen Menschen auf engem Raum, ohne Privatsphäre und ohne das Wissen, wann und wie es weitergeht. Auch das fördert das Gefühl von Hilflosigkeit, und genau das können die Flüchtlinge nach einem Trauma nicht brauchen.

Hilfe ist so wichtig. Doch lassen wir diese Menschen selbst dazu beitragen, in unserer Gesellschaft anzukommen und sich etwas aufzubauen. Wer sind wir, dass wir uns anmaßen könnten, besser zu wissen, was gut und richtig für einen anderen Menschen ist? Ja, Sie haben natürlich

Recht, wenn Sie nun einwenden, dass es viele Flüchtlinge gibt, die gern arbeiten würden und es noch nicht dürfen. Das ist eine herausfordernde Situation. Dann ist es noch wichtiger, dass wir Eigenverantwortung und Beteiligung dort fördern, wo wir es als Helfer können.

Ungebetene Ratschläge

Haben Sie selbst schon erlebt, wie es sich anfühlt, wenn Sie einem anderen Menschen von einem Problem erzählen und dieser Ihnen ungefragt eine ganze Reihe Ratschläge gibt? – Oft kommt das eher negativ bei uns an, stimmt's?

Wie kann es sein, dass wir dann selbst plötzlich in der Situation sind, viele gute Ideen zu haben und diese ungefragt jemand anders aufzudrängen?

Dazu können Sätze gehören wie:

- Es hätte noch viel schlimmer kommen können.
- Sei froh, dass du überlebt hast.
- Ich würde mich einfach ablenken.
- Stell dich nicht so an. Ein Indianer kennt keinen Schmerz.
- Das wird schon wieder.
- Am besten tust du a, b und c. Dann ist alles wieder in Ordnung.

Eine Erklärung kann sein, dass die meisten Menschen mit Unsicherheit und einem Gefühl von Ohnmacht oder Hilflosigkeit nicht umgehen können. Die Erlebnisse von Traumatisierten machen uns oft einfach nur sprachlos. Sprachlos und hilflos. Daraus resultiert eine Art blinder Aktionismus. Wir halten die mit den Erzählungen verbundenen Gefühle nicht aus. Wir halten das Schweigen nicht aus. Also neigen manche Menschen dazu, schnell etwas zu tun oder zu sagen. Hauptsache, es wird wieder gut.

Es wird aber nicht schnell wieder gut. Die Verarbeitung von derart schlimmen Erlebnissen braucht meist Zeit und Geduld. Falls Sie selbst schon einen nahen Angehörigen verloren haben oder einen guten Freund betrauern mussten, wissen Sie vielleicht, wie lang das dauern kann. Es ist kein Prozess, der von heute auf morgen geht. Für die Betroffenen ist es auch hier zusätzlich belastend, wenn sie das Gefühl haben, wieder funktionieren zu sollen. Oft macht man sich selbst schon genug Vorwürfe, dass die Verarbeitung nicht schnell genug geht.

Letztendlich sind oft Lebensträume zerbrochen. Vielleicht nicht nur mit seelischen, sondern auch mit körperlichen Verletzungen. Für uns als Helfer wäre es anmaßend, da Ratschläge zu geben. Denn niemand, der nicht in der gleichen Situation steckt, kann nachempfinden, wie es ist, ein Trauma erlebt zu haben. Keiner von uns weiß, wie er damit umgehen würde oder ob er damit umgehen könnte. Gleichzeitig bewirken gut gemeinte Ideen oft, dass das Trauma bagatellisiert wird. In erster Linie heißt es für uns, Respekt vor dem Leid der Flüchtlinge zu haben. Auch wenn es dauern mag und für die Umgebung anstrengend sein kann – Verzweiflung, Wut und Trauer dürfen sein. Zur gleichen Zeit kann man den Fokus auf die kleinen Schritte und Erfolge legen. Nicht entweder–oder, sondern beides zur gleichen Zeit.

Gut gemeinte Ratschläge oder relativierende Sprüche sind überflüssig und nicht hilfreich.

Überlegen Sie für sich, ob Sie auch dazu neigen, schnelle Lösungen präsentieren zu wollen. Wenn ja, aus welchem Grund ist das so? Was brauchen Sie als Helfer, um aushalten zu können, dass Sie Schmerz und Leid den anderen nicht abnehmen können?

Was stattdessen?

Nachdem Sie nun zumindest einen Teil der möglichen Fettnäpfchen kennen und um die Auswirkungen wissen, die ein ungünstiges Helferverhalten haben kann, stellt sich die Frage, was Ehrenamtliche stattdessen tun können. Was ist hilfreich? Was kann ich als Ehrenamtlicher ohne therapeutische Ausbildung tun?

Die innere Einstellung wählen

Glauben Sie an Multitasking? Nein? Nicht mehr? – Wie recht Sie haben: Multitasking ist etwas, das unser Gehirn nicht wirklich kann. Natürlich können Sie die Straße überqueren und dabei Kaugummi kauen – in diesem Sinne ist Multitasking jederzeit möglich. Wenn Sie jedoch mit einem Freund am Telefon ein ernstes Thema besprechen und gleichzeitig bügeln, kann es Ihnen passieren, dass anschließend ein Loch im Hemd ist.

Die Wissenschaftler sind sich noch nicht wirklich einig, wie viel Information unser Gehirn zeitgleich gut verarbeiten kann. Doch schon 1956 veröffentlichte George A. Miller einen Artikel, in dem er über die Grenzen unserer Informationsbearbeitung spricht. Dort geht es um 7+/-2 Bits oder Chunks (Bündelungen, die aus mehreren Bits bestehen können), die das Kurzzeitgedächtnis parallel aktiv halten und verarbeiten kann. Sieben Bits oder Chunks![16] Im Vergleich zu dem, was die modernen Smartphones an Verarbeitungskapazität haben, hört sich das doch lächerlich an, oder? Danie Beaulieu hat in einem Vortrag anlässlich des Kongresses „Mentales Stärken 2015" in Heidelberg gesagt, dass unser Gehirn leider schon lange kein Update mehr bekommen hat.[17] Wenn unser Gehirn also nur wenig gleichzeitig bewusst verarbeiten kann, was folgt dann daraus? Es selektiert die Informationen.

> **Energy flows where intention goes.**

Das bedeutet, dass Sie all das ausblenden, was gerade nicht wichtig ist. Und was wichtig ist, das entscheiden Sie. Mal bewusst, mal weniger bewusst.

Sie treffen sich mit Freunden in einem Café. Eine Freundin kommt dazu und schaut traurig. Auf die Frage, was denn los sei, erzählt sie betrübt, dass sie erneut nicht schwanger geworden ist. „Ich kann es kaum noch ertragen. Egal wo ich hingehe, überall sehe ich Frauen mit Babys oder einem dicken Bauch." Ob das wohl wirklich so ist? – Nein, doch das Thema Schwangerschaft ist so wichtig, dass die Wahrnehmung der Freundin eingeschränkt ist und sie sich völlig auf Schwangere und Babys fokussiert.

Doch das ist erst der Anfang einer Ereigniskette.

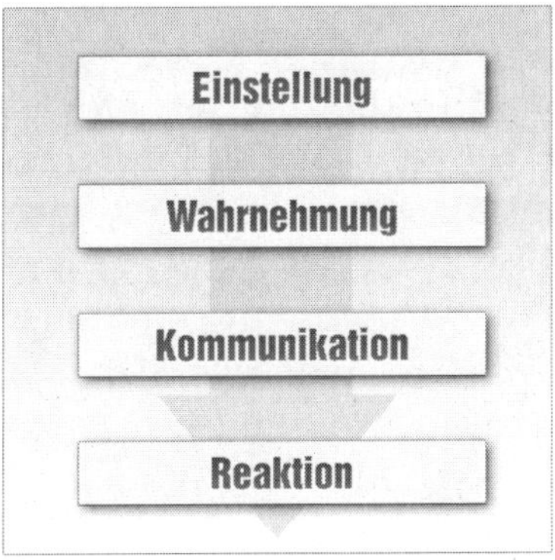

Die innere Einstellung bestimmt die Wahrnehmung, da unser Gehirn uns vorwiegend das zeigt, was für uns gerade wichtig ist. Das kann wie im Beispiel ein Kind sein; bei jemand anders sind es vielleicht zwei Automarken, zwischen denen er oder sie beim Kauf eines neuen Autos schwankt.

Übertragen auf die Flüchtlinge bedeutet es, dass Ihnen Ihr Gehirn die zu Ihrer inneren Einstellung passenden Dinge zeigt:

- Tränen
- Berichte über neu dazugewonnene Fähigkeiten
- Hilflosigkeit
- Stärke.

Auf das, was wir wahrnehmen, reagieren wir mit unserer Kommunikation. Und diese besteht nicht nur aus einem Element, sondern aus drei Teilen. Zum einen drücken wir uns „verbal" aus, mit Sprache: Wörter, die wir nutzen, Satzlänge oder auch verwendete Fremdwörter. Der zweite Teil der Kommunikation besteht aus der Körpersprache, auch „nonverbale Kommunikation" genannt. Darunter versteht man Haltung, Gestik und Mimik. Und drittens ist da noch der „paraverbale" Teil der Kommunikation, alles rund um die Tonhöhe, die Geschwindigkeit oder auch den Dialekt. Selbst wenn wir gar nicht aussprechen, was wir denken – unser Körper, unsere Gestik und Mimik sprechen. Deutlich schneller, als wir glauben. Zuerst reagiert der Mensch mit Emotionen, und die spiegeln sich postwendend in unserer Mimik und Körperhaltung. Was glauben Sie, warum Pokerspieler oft jahrelang üben müssen, bis sie ihre Mimik im Griff haben?

In den 1970er-Jahren führte der Psychologieprofessor Albert Mehrabian verschiedene Experimente zu den Wirkfaktoren der Kommunikation durch.[18] Schauen Sie mal in der Abbildung, wie wenig Einfluss die Sprache hat, wenn die Botschaft nicht kongruent ist!

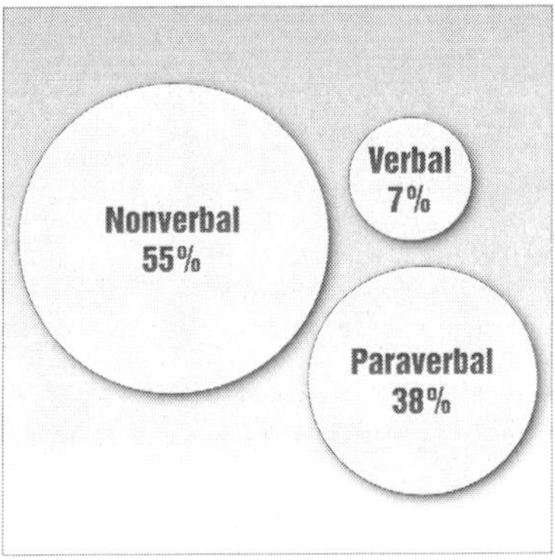

Lassen Sie uns nun den Bogen zu Ihrer Arbeit mit den Flüchtlingen spannen. Wozu ist es nützlich, dass ich Ihnen etwas von Wahrnehmung und Sprache erzähle? Was haben Sie und die von Ihnen betreuten Menschen davon? – Viel! Denn Ihre innere Einstellung hat einen maßgeblichen Einfluss darauf, wie Sie mit den Menschen in Ihrer Umgebung umgehen, welche Botschaften Sie diesen bewusst und unbewusst senden. Besonders deutlich wurde diese Wirkung bereits 1965 bei einer Feldstudie, die der Psychologe Robert Rosenthal mit seiner Kollegin Leonore F. Jacobson an einer Grundschule in den USA durchführte. Dort gab man den Lehrern falsche Informationen über das Leistungspotential ihrer Schüler. Man sagte den Lehrern, dass 20 Prozent der Schüler kurz vor einem Entwicklungssprung ständen und nannte den Lehrern deren Namen. In Wahrheit wurden einfach willkürlich 20 Prozent ausgewählt und deren IQ gemessen. Im Lauf der Zeit stellte sich heraus, dass diese Schüler ihren IQ überproportional verbessern konnten, das heißt, zum Teil um 30 Punkte steigern konnten und in der Schule besondere Leistungen erbrachten. Kein Wunder: Die Lehrer haben sie unbewusst besonders gefordert und gefördert. Das wird Pygmalion-Effekt genannt.[19] Die vorher angenommene positive Einstellung bewahrheitet sich wie eine sich selbst erfüllende Prophezeiung. Wie sich das erklären lässt? Ganz einfach: Unbewusst behandelt der Lehrer diese Schüler anders. Seine Wahrnehmung ist verstärkt auf deren positive Beiträge zum Unterricht gerichtet. Er traut ihnen mehr Leistung zu und fordert gleichzeitig mehr Leistung von ihnen. Zur Aufmerksamkeit gehört auch vermehrt Lob und Tadel.

Vor diesem Hintergrund möchte ich Ihnen ans Herz legen: Wählen Sie eine nützliche und sinnvolle Einstellung im Umgang mit den Flüchtlingen (und natürlich auch mit allen anderen Menschen, mit denen Sie zu tun haben).

Was genau meine ich in dem Zusammenhang dieses Buches mit „nützlichen Einstellungen"?

Ich kann und muss nicht verstehen, was die Flüchtlinge erlebt haben.

Wenn Ihnen Menschen begegnen, die viel Leid hinter sich haben, neigen wir oft dazu, schnelle Lösungen finden zu wollen. Wir halten das Leid nicht gut aus. Zumindest jedoch wollen wir verstehen. Das können Sie jedoch nicht. Vermutlich kann das niemand von uns hier. Wir haben zum Glück nicht erlebt, was es bedeutet, von Terroristen verfolgt zu werden oder vor Bomben zu flüchten. Wenn Sie nun gar nicht den Anspruch haben, unbedingt verstehen zu wollen, können Sie besser zuhören. Sie setzen sich nicht selbst unbewusst unter Druck, etwas Sinnvolles dazu sagen oder gar eine Lösung finden zu müssen.

Ich habe es mit erwachsenen Menschen zu tun und traue ihnen etwas zu.

Erinnern Sie sich an das letzte Kapitel? Den Menschen zu viel abzunehmen schickt die falsche Botschaft. Wenn Sie nun bewusst die innere Einstellung wählen, dass Sie den Flüchtlingen zutrauen, hier anzukommen und mit ihrem Schicksal gut umzugehen, was wird dann wohl passieren? Welche Botschaft schicken Sie dann? Genau – Sie werden zum einen viel häufiger wahrnehmen, wo die Stärken der Menschen sind, mit denen Sie zu tun haben. Gleichzeitig werden Sie auch mehr fordern und laufen weniger Gefahr, als „Retter" übergriffig zu werden.

Sie sind stark und überstehen auch schlimme Erlebnisse. Was werden Sie wahrnehmen, wenn Sie darauf fokussieren, dass die Asylsuchenden innere Stärke besitzen und selbst aus Krieg und Flucht gute Entwicklungen entstehen können? Wie werden sich die Flüchtlinge fühlen, wenn Sie ihnen so begegnen? Und welche Auswirkungen hat es, wenn Sie den Fokus auf die möglichen Folgen eines Traumas richten?

In einem Helfernetzwerk auf Facebook ging es um den Umgang mit Depressionen. Als ich nachfragte, welches Medikament die betroffene Person bekommen hat und wie lange sie es schon nimmt, antwortete mir ein anderes FB-Mitglied Folgendes: „Depressionen sind tief greifende psychische Störungen und können nicht mit Medikamenten behandelt werden." Abgesehen davon, dass diese Aussage falsch ist, stellt sich die Frage, welche Auswirkungen eine solche Einstellung zum Umgang mit der Person hat, um die es ging. Ob das wohl hilfreich ist? Hoffnung fördert?

Vielleicht haben Sie ja Lust, mit Freunden oder anderen Gleichgesinnten zu überlegen, welche inneren Einstellungen für Ihre Arbeit im Ehrenamt unterstützend sein könnten.

Sich auf der richtigen Ebene verständigen

„Der Mülleimer ist voll", sagt eine Frau in der Küche zu ihrem Mann.

Was hören Sie in diesem Satz?

> In einem Führungskräfteseminar erzählte der Trainer genau dieses Beispiel und fragte die Gruppe, was sie verstanden hatte. – „Ist doch klar! Die Frau will, dass der Mann den Müll rausbringt." Viele Teilnehmer waren sich darüber ziemlich einig. Ein Mann sagte: „Nein, das heißt einfach nur, dass der Mülleimer voll ist." Dann meldete sich eine Teilnehmerin und berichtet über ein Erlebnis mit ihrem Sohn. Sie hatte genau die gleiche Bemerkung gemacht, und die Antwort lautete: „Mama, wenn du möchtest, dass ich den Müll rausbringe, sag mir das bitte klar und deutlich. Ansonsten fasse ich das als Sachinformation auf."

Der Sohn dieser Teilnehmerin hatte in der Schule das „Vier-Ohren-Modell"[20] von Schulz von Thun gelernt. Jede Nachricht hat vier Seiten und kann daher verschiedene Aussagen enthalten.

Welche Seiten sind das und wofür ist es nützlich, diese vier Seiten zu kennen? – Ich kann auf diesen vier Ebenen senden oder empfangen.

Sachinhalt oder Worüber ich informiere

Auf der Sachebene gebe ich schlicht und einfach Informationen weiter. Im Beispiel mit dem Mülleimer geht es darum, dass der Mülleimer voll ist.

Selbstoffenbarung oder Was ich von mir erzähle

Schulz von Thun beschreibt mit der Selbstoffenbarung sowohl den Aspekt der gewollten Selbstdarstellung als auch den Aspekt der unfreiwilligen Selbstenthüllung. Bei allen Dingen, die wir anderen erzählen, erzählen wir immer auch etwas über uns selbst. Gewollt und ungewollt. Diese Seite der Nachricht lässt sich auch als „Ich-Botschaft" beschreiben. Welche „Ich-Botschaft" könnte sich hinter dem Beispiel mit dem Mülleimer verbergen? Möglicherweise sagt die Frau ihrem Partner, dass sie sich gestresst und mit der Hausarbeit überfordert fühlt.

Beziehung oder Wie wir zueinander stehen

Die Beziehungsebene verrät, wie Sender und Empfänger zueinander stehen und was der eine vom anderen hält. Das zeigt sich oft in den eher nonverbalen Signalen wie dem Tonfall oder auch in Gestik und Mimik. Der Empfänger fühlt sich auf eine besondere Weise behandelt und geschätzt oder auch misshandelt. Daher kann man hier auch von „Du-" oder „Wir-Botschaften" sprechen. In diesem Fall sagt die Frau ihrem Partner möglicherweise, dass sie ihn für unselbstständig hält. Sonst hätte er selbst entdeckt, dass der Mülleimer ausgeleert werden müsste.

Appell oder „Wozu ich Dich veranlassen möchte"

Die vierte und letzte Ebene handelt von der Einflussnahme auf den Empfänger. Meist möchte der Sender den Empfänger einer Botschaft zu etwas veranlassen. Im Fall des Mülleimers geht es mit hoher Wahrscheinlichkeit darum, dass dieser geleert werden soll.

Wozu ist es nützlich, die vier Seiten einer Nachricht zu kennen? Was könnte es mit dem Thema dieses Buches zu tun haben?

Zunächst ist es gut, für sich selbst zu wissen, auf welcher Ebene Sie besonders oft kommunizieren. Manche Menschen wundern sich, wenn Dinge nicht funktionieren, weil sie eine Aussage auf der Sachebene treffen, die ein Appell sein sollte. Ein Beispiel dafür ist die Aussage einer Führungskraft in einer Bäckerei: „Der Kühlraum müsste mal wieder aufgeräumt werden." Die Männer in der Backstube haben den Kühlraum nicht aufgeräumt, denn sie haben die Nachricht auf der Sachebene gehört. Schon gab es einen Konflikt zwischen der Führungskraft und den Mitarbeitern. Manche Menschen hören hingegen oft auf der Appellebene zu und nehmen alles als Aufforderung wahr, selbst wenn es sie gar nicht betrifft.

Eine Lehrerin beschwert sich über einen Schüler. Dieser würde sie nicht wertschätzen und sei herablassend. Auf die Frage, um was es genau geht, erzählt sie, dass der Schüler gesagt habe, Schule sei blöd. Die Lehrerin hat diese Aussage auf der Beziehungsebene gehört und sich angegriffen gefühlt. Doch hat der Schüler wirklich auf dieser Ebene eine Botschaft gesendet? – Eine Kollegin fragt die Lehrerin: „Was hat denn diese Aussage mit dir zu tun?" Eine gute Frage.

Kommunikation ist ein komplexes Feld. Im Zusammenhang mit Menschen, die möglicherweise schlimme Dinge erlebt haben, ist es gut, von den vier Ebenen zu wissen, um für sich selbst herauszufinden, auf welcher von ihnen eine bessere Verständigung mit einer anderen Person möglich sein könnte.

Gerade Jugendliche reagieren auf schlimme Erlebnisse oft gereizt und aggressiv. Andere ziehen sich zurück. Je nachdem, auf welcher Ebene ich als Helfer zuhöre, kann es zu Missverständnissen kommen.

Hilfreiche Fragen an sich selbst könnten sein:

- Welche „Ich-Botschaft“ könnte dahinterstecken?
- Was hat das mit mir zu tun?
- Welche „Du-Botschaft“ höre ich in der Aussage?
- Welche anderen Möglichkeiten gibt es, das Verhalten zu erklären?
- Was erzählt diese Aussage über die Bedürfnisse und Interessen meines Gegenübers?
- Was spricht für meine Sichtweise? Was dagegen?
- Auf welcher Ebene höre ich zu?
- Auf welcher Ebene sende ich selbst?

Sende ich eindeutige und klare Botschaften oder sind diese versteckt?

Das Modell der vier Ebenen ändert die Situation an sich natürlich nicht. Es kann jedoch sehr hilfreich sein, um sich selbst klarer auszudrücken und sich vor allem über die eigene Einstellung klar zu werden.

Normalität unterstützen

Nach einem schlimmen Erlebnis gerät das Leben aus den Fugen. Wenig ist so, wie es vorher war. Unsicherheit begleitet den Betroffenen eine längere Zeit. Da hilft Normalität. Das ganz normale Leben mit all den Aufgaben und den Aktivitäten, die dazugehören. Das vermittelt Sicherheit.

Mancher Helfer mag denken, dass es doch viel besser ist, wenn ein traumatisierter Mensch geschützt wird.

In einem Asylbewerberheim in Süddeutschland wird ein junger Mann aus Sierra Leone betreut, der früher Kindersoldat war. Dieser Mann ist schwer traumatisiert. Die ehrenamtlichen Helfer in seinem Umfeld sind sich einig: Er sollte vorerst besser

nicht arbeiten oder, wenn überhaupt, in einer geschützten Umgebung, z.B. bei der Caritas.
Ja, George hat Schwierigkeiten, und er wird auch noch Zeit brauchen. Doch Normalität ist das nicht, was die Ehrenamtlichen für ihn planen. Im Gegenteil, sie unterstützen das kindliche Verhalten, das der 26-Jährige jedem Helfer gegenüber zeigte. So war es auch anfangs, als er eine neue Helferin zugeteilt bekam. Am liebsten wollte er sich auf ihrem Schoß zusammenkuscheln und von ihr gehätschelt werden wie ein kleines Kind. Angesichts seiner Lebensgeschichte ist das durchaus verständlich. Als Kindersoldat vom Regime missbraucht, zog George viele Jahre durch die Welt, bis er schließlich in Deutschland angekommen ist. Im Alter von 26 Jahren ist er jedoch kein kleines Kind mehr. Zur Aufarbeitung seiner Traumata benötigt er Hilfe, die Ehrenamtliche nicht leisten können.
Durch Medikamente haben sich seine Flashbacks und die Schlafstörungen deutlich gebessert. Doch er benimmt sich oft wie ein Kind: Trotzig und genervt pampt er seine Betreuerin Katrin an. Bei allem Verständnis zeigt ihm diese die Grenzen auf. So geht es einfach nicht. Sie ist nicht sein Prellbock, und vor allem braucht es Eigeninitiative von dem jungen Mann, damit er sein Interview vor dem BAMF erfolgreich wird meistern können. Entgegen der Meinung anderer Helfer behandelt Katrin George wie einen Erwachsenen. Mit allen Vor- und Nachteilen. Anfangs reagierte George sauer. Katrin hat ihm gesagt, sie wird nicht mit ihm Deutsch üben, wenn er sich weigert, sich auf das Interview vorzubereiten. Sie weiß genau, wie schwer es den Flüchtlingen fällt, von ihren Traumata zu berichten. Doch wenn sie das nicht tun, ist die Gefahr eines negativen Asylbescheids groß. Das hat sie ihm erklärt und ihm dann die Entscheidung überlassen.
Es dauerte zwei Wochen, doch dann rief George an und war einverstanden: Deutschunterricht und die Vorbereitung auf sein Interview. Das hat er erfolgreich bestanden und nun arbeitet er sehr engagiert und erfolgreich in einem Garten-

baubetrieb. Aus dem George, den die Helfer für arbeitsunfähig und lebensuntüchtig gehalten haben, ist ein deutlich selbstbewussterer junger Mann geworden. Katrin hat George zugetraut, sich wie ein Erwachsener zu verhalten, und ihn in die Verantwortung genommen. Das hat ihm gutgetan. Sein Chef ist begeistert, der Aufenthalt in Deutschland gesichert. George ist auf einem guten Weg!

Was ist die Normalität, die wir den Flüchtlingen anbieten können? Je nach Aufenthaltsstatus sind die Möglichkeiten unterschiedlich.

Sport treiben

Sport hilft ganz besonders gut, Stresshormone abzubauen. Daher ist es förderlich, wenn Asylsuchende mit traumatischem Erleben Sport treiben. Das kann Fußball sein, Joggen oder auch Gymnastik. Hauptsache Bewegung. Und wenn es Wandern in einer Gruppe ist. Der Körper ist darauf ausgelegt, Stress besonders durch Bewegung wieder abzubauen. Ermuntern Sie also Betroffene, gemeinsam Sport zu treiben!

Hobbys

In vielen Aufnahmestellen gibt es verschiedene Angebote, um schöne Aktivitäten zu pflegen: Das können Strick- oder Nähkurse sein, Vorlesestunden für Kinder und Erwachsene oder gemeinsames Kochen. Fragen Sie nach, was der Asylsuchende besonders gern mag, und überlegen Sie gemeinsam, welche dieser Dinge er unter den gegebenen Rahmenbedingungen in Deutschland tun kann.

Alltagsaufgaben

Auch wenn es eine große Versuchung ist, einen anderen Menschen fürsorglich beschützen zu wollen: Es ist kontraproduktiv. Der Alltag mit klaren Strukturen gibt Sicherheit und hilft, sich wieder selbst in Kontrolle zu fühlen. Das bedeutet, die Verantwortung an die Flüchtlinge zu übertragen und sie selbst – wo es möglich ist – Lösungen für anfallende Aufgaben und Probleme finden zu lassen.

Eine Mutter aus Nigeria mit drei relativ kleinen Kindern hat einen Arzttermin. Die Praxis befindet sich im Nachbarort. Welche Lösungen für diese Aufgabe sind denkbar? – Die Mutter könnte von einem hilfsbereiten Ehrenamtlichen mit den drei Kindern gefahren werden. Sie nutzt die öffentlichen Verkehrsmittel und nimmt die Kinder mit zum Arzt. Oder sie sucht sich in der Unterkunft eine andere Mutter und bittet sie, auf ihre Kinder aufzupassen.
Am einfachsten ist Variante eins. Sie bedeutet die größte Entlastung der Mutter und man könnte denken, dies sei die beste Idee. Im normalen Alltag jedoch wird die Mutter eher keinen Chauffeur haben, der sie von A nach B bringt. Ein Arztbesuch gehört zu den normalen Alltagsaufgaben, die ein Erwachsener zu erledigen hat.

Die Situation ist anders, wenn es sich um Dinge handelt, die zusätzlich Stress verursachen könnten. Das kann zum Beispiel ein wichtiger Behördengang sein. In diesem Fall ist es gut, wenn ein Helfer dabei ist und stressreduzierend wirkt.

Ein anderer Aspekt in diesem Zusammenhang ist, dass die meisten Menschen gern etwas leisten möchten. Sie sind stolz, wenn sie eine Aufgabe erledigt haben oder ihnen etwas gut gelungen ist. Das fördert die Selbstständigkeit und das Selbstbewusstsein. Damit schützen diese kleinen Erfolge möglicherweise auch vor depressiven Verstimmungen. Ein Symptom einer Depression ist es, sich selbst minderwertig und unfähig zu fühlen.

Ertappen Sie sich selbst dabei, besonders fürsorglich und beschützend zu handeln? Wie kann es Ihnen gelingen, sich zurückzuhalten und den Flüchtlingen den Freiraum zu lassen, ihre Alltagsaufgaben selbst zu erledigen? Wo kann es sinnvoll sein, unterstützend einzugreifen?

Engagement und Eigeninitiative

Überlegen Sie gemeinsam mit den Betreibern der Unterkünfte, wie die Asylsuchenden eingebunden werden können. Im normalen Alltag ist es so, dass jeder Mensch eine ganze Reihe von Aufgaben hat. Wir gehen zur Arbeit, machen den Haushalt, kümmern uns um Freunde und Kinder. So war es sicherlich auch in der Heimat der Flüchtlinge. Sie hatten Aufgaben und Pflichten. Wie ist es jetzt in Deutschland? Inwiefern werden Engagement und Eigeninitiative hier gefördert? Welche Auswirkungen hat es, wenn die neuen Mitbürger hier erleben, dass ihnen alles abgenommen wird? Welcher erste Eindruck entsteht bei ihnen? Wie wird sich das auf ihre Ideen zum Leben in Deutschland auswirken? Was könnte das langfristig für sie im Arbeitsleben bedeuten? – Viele Fragen. Wie kann es uns gelingen, Engagement und Eigeninitiative unter den gegebenen Bedingungen zu fördern? Wichtig in diesem Zusammenhang ist es auch, die Bereiche in den Blick zu nehmen, in denen es den Flüchtlingen möglich ist, eigene Entscheidungen zu treffen.

Aktiv zuhören

Wenn Flüchtlinge von sich aus erzählen, lassen Sie sie reden. Manchmal ist es einfach nur wichtig, all das Erlebte loszuwerden. Moment, werden Sie jetzt vielleicht sagen, in einem früheren Kapitel steht doch, dass ständiges Reden über Negatives eher ungünstig ist. Richtig – es ist beides zur gleichen Zeit. Auf der einen Seite kann es erleichternd sein zu erzählen, auf der anderen Seite ist ein ständiges Kreisen im Negativen ungünstig. Die richtige Mischung zu finden ist eine echte Herausforderung.

Manchmal hilft es, ein Mal richtig zuzuhören. Aber was bedeutet „richtiges" Zuhören? – In einer Welt, in der viele Menschen meist mehrere Dinge gleichzeitig tun, ist es bisweilen schwer, jemanden zu finden, der mit all seiner Aufmerksamkeit beim Erzählenden ist. Vielleicht haben Sie das schon mal erlebt: Es geht Ihnen nicht so gut und Sie möchten einer Freundin oder einem Freund von dem erzählen, was Sie belastet. Kaum haben Sie angefangen, beginnt Ihr Gegenüber, seine eigenen Geschichten zu erzählen, oder Sie haben das Gefühl, der andere ist mit seinen Gedanken ganz woanders. Fühlen Sie sich dann verstanden? Kehrt dann Ruhe ein, wenn Sie unter solchen Umständen erzählt haben, was Sie gerade beschäftigt? – Sicher nicht, denn vermutlich fühlen Sie sich gar nicht richtig verstanden.

Was genau macht das sogenannte aktive Zuhören aus und welche Wirkung hat es auf den Erzählenden?

Es handelt sich um eine Technik, die auf Carl Rogers zurückgeht. Er war ein amerikanischer Therapeut, der die klientenzentrierte Gesprächstherapie entwickelt hat. Besonders in der Telefonseelsorge wird diese Methode oft verwendet, und dabei sorgt besonders das „aktive

Zuhören" dafür, dass sich der Gesprächspartner wirklich verstanden fühlt.

„Aktives Zuhören" hat vier Bausteine, die ich Ihnen gern vorstellen möchte.

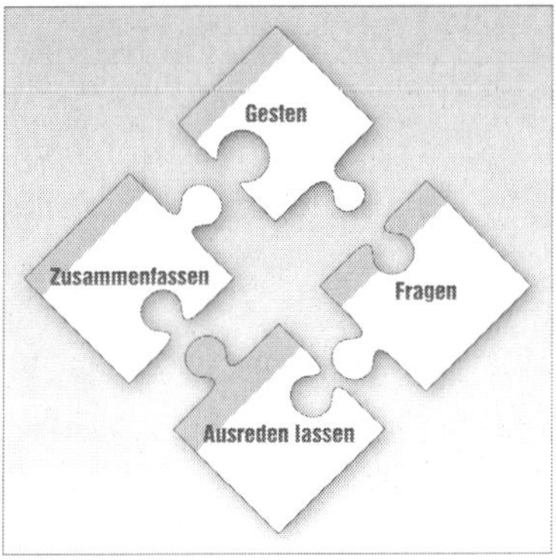

Erster Baustein: Ausreden lassen

Das klingt ganz einfach, aber wie oft tun wir es heute nicht mehr? Einfach still sein und den anderen reden lassen. Manchmal entstehen Gesprächspausen, die nicht ganz leicht auszuhalten sind. Schon eine Minute kann dann sehr lang werden. Doch es geht nicht darum, Lösungen anzubieten. Es geht einfach nur darum, zuzuhören.

Zweiter Baustein: Kleine Gesten und Laute des Zuhörens

Damit sind Dinge wie Blickkontakt, Nicken oder Laute wie „Hmmm, ja" gemeint. Das tun wir oft ganz automatisch. Selbst am Telefon ertappen Sie sich sicherlich immer wieder, dass Sie zustimmend mit dem Kopf nicken, auch wenn Sie Ihr Gesprächspartner gar nicht sehen kann.

Dritter Baustein: Nachfragen

Vertiefende Fragen führen dazu, dass mein Gesprächspartner noch mehr erzählt. Dieser Baustein gehört zum aktiven Zuhören, doch würde ich ihn als Ehrenamtlicher im Gespräch mit einem Flüchtling, der über eine schlimme Begebenheit erzählt, außen vor lassen. Hier kommt das zum Tragen, was Sie im Abschnitt „Zu viel nachfragen ..." lesen konnten. Nicht zu tief einsteigen!

Vierter Baustein: Zusammenfassen auf drei Ebenen

Dieser vierte Baustein bedeutet, dass ich als Zuhörer das, was mir mein Gegenüber erzählt, auf den Ebenen des Inhaltes, der Gefühle und der Bedürfnisse/Interessen zusammenfasse und mit eigenen Worten wiederhole, ohne etwas eigenes hinzuzufügen. Besonders der letzte Baustein des aktiven Zuhörens führt dazu, dass sich der Erzählende verstanden fühlt. Ich spiegele ihm sozusagen das, was ich von ihm verstanden habe, und beziehe dabei auch die Bedürfnisse/Interessen ein, die hinter den Gefühlen liegen. Letzteres sollten Sie bitte vorsichtig ausdrücken. Das Bedürfnis oder das Interesse anzusprechen basiert oft eher auf einer Vermutung als auf Wissen, es sei denn, es wurde vom Erzählenden klar benannt.

Im Folgenden finden Sie ein paar Beispielsätze, die Sie für das „aktive Zuhören" nutzen können. Bei allen Sätzen handelt es sich um Ideen zu dem, was der Zuhörende verstanden hat. Daher sind sie meist in Frageform formuliert, um dem Erzählenden die Möglichkeit zu geben, das Verstandene zu korrigieren.

Hilfreiche Redewendungen für das „Aktive Zuhören"

Inhalt zusammenfassen

- Lassen Sie mich noch mal zusammenfassen … Habe ich das richtig verstanden?
- Wenn ich Sie richtig verstanden habe, ist … passiert?
- Aus Ihrer Erzählung habe ich herausgehört, dass … geschehen ist.
- Ist es so, dass … passiert ist?
- Bei mir ist angekommen, dass Sie … erlebt haben. Stimmt das so?

Wahrgenommene Gefühle ansprechen

- Es hört sich an, als hätten Sie am liebsten …
- Bei mir kommt an, dass Sie sehr traurig/wütend/verzweifelt/verletzt … sind. Ist das so richtig?
- Aus Ihrer Erzählung höre ich heraus, dass Sie … sind.
- Es ärgert/verletzt/macht Sie wütend …, richtig?

Wahrgenommene Bedürfnisse / Wünsche / Interessen ansprechen

- Wenn ich Sie richtig verstanden habe, wünschen Sie sich …
- Es hört sich für mich an, als wäre … wichtig für Sie.
- Weil Ihnen … wichtig ist, hätten Sie sich gewünscht/wünschen Sie sich …
- Ihnen liegt besonders am Herzen … Deswegen haben Sie … getan/gesagt/entschieden.

Die Flüchtlinge befinden sich in einem fremden Land fern ihrer Heimat. Selbst wenn sie in Deutschland in Sicherheit sind –

stellen Sie sich vor, wie es sich anfühlen muss, nicht zu wissen, wie es weitergeht. Wann kann ein Flüchtling seinen Antrag stellen? Wann wird sein Interview sein? Wie lange muss er warten? Wann darf er arbeiten? Wie ist das mit der fremden Kultur? Das Essen schmeckt ganz anders und es ist eine fremde Sprache. Kulturen sind unterschiedlich, die Sprachbarriere erschwert die Verständigung zusätzlich. Wie schnell können da Missverständnisse entstehen!
Ich möchte Ihnen noch ein Beispiel erzählen, bei dem aktives Zuhören bei der Deeskalation und dem besseren Verstehen geholfen hat. Mit viel aktivem Engagement ist es Helfern gelungen, einem der von ihnen betreuten Flüchtlinge eine Lehrstelle zu besorgen. Im Vorfeld wurde viel darüber gesprochen, wozu eine solche Lehre nützlich ist. Schließlich hat er zugestimmt. Nach einem guten Start hat er die Lehre abgebrochen. Es war ihm alles zu viel. Die Helfer waren nicht begeistert. Nach all ihrem Engagement konnten sie nicht verstehen, wieso er die Lehre abgebrochen hat. Sie hätte ihm im Anschluss viel mehr Chancen eröffnet. Wiederholt sprach der Flüchtling davon, dass es ihm lieber ist, als Hilfskraft zu arbeiten. Die Helfer erinnerten sich an das aktive Zuhören und beschlossen, es als Gesprächsmethode einzusetzen. „Jim, habe ich dich richtig verstanden? – Du hast die Lehre aus mehreren Gründen abgebrochen. In der Berufsschule hast du große Schwierigkeiten, dem Unterricht zu folgen, weil dein Deutsch einfach noch nicht so gut ist. Du hast das Gefühl, auch wenn du dich anstrengst, kannst du nicht schnell genug so viel Deutsch lernen, dass du dem Unterricht folgen kannst und eine Chance hast. Dazu kommt noch, dass deine Familie dringend auf Geld von dir wartet und du während der Lehre nicht so viel verdienst. Als Hilfskraft würdest du so viel bekommen, dass du Geld nach Hause schicken kannst. Du hast ein schlechtes Gewissen, wenn du kein Geld schicken kannst, weil du deine Familie unterstützen möchtest. – Jim war erleichtert und

nickte. Die Situation hat das aktive Zuhören nicht verändert. Doch die Helfer konnten besser verstehen, aus welchem Grund Jim die Lehre nicht weitergemacht hat. Die Hintergründe waren klarer und sie haben sich nicht mehr persönlich angegriffen gefühlt.

Anfangs wirkt das „aktive Zuhören" möglicherweise ein wenig umständlich oder komisch, da Sie selbst nichts Eigenes ins Gespräch einbringen. Die Konzentration liegt ganz auf dem, was der andere erzählt. Haben Sie selbst schon erleben können, wie gut es sich anfühlt, wenn Ihnen ein anderer Mensch mit all seiner Aufmerksamkeit zuhört? Es entsteht oft ein tiefes Gefühl von Verstandenwerden, was sehr viel Druck aus einer Situation herausnehmen kann. So ist diese Technik auch in Konfliktsituationen sehr hilfreich, da es nicht nur um den vordergründigen Inhalt geht, sondern auch um die Gefühle und die dahinterliegenden Wünsche und Bedürfnisse.

Was sind dann die Vorteile vom „aktiven Zuhören" ganz allgemein und besonders im Umgang mit emotional schwierigen Situationen?

Der wichtigste Aspekt ist sicherlich, dass es sich hier um ein Zuhören auf allen Ebenen handelt: Inhalt, Gefühle und Bedürfnisse. Oft nickt ein Erzählender und äußert, dass er sich richtig verstanden fühlt. Was für eine Erleichterung das sein kann – gehört werden, sich verstanden fühlen. Diesen Wunsch verspüren sehr viele Menschen.

Aktives Zuhören verhindert Missverständnisse.

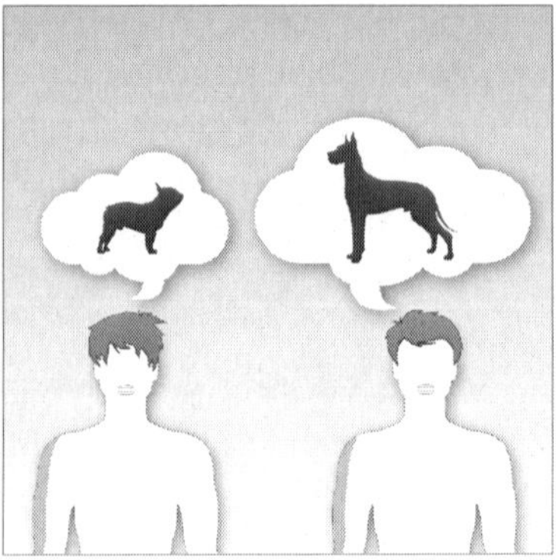

Wenn wir uns mit anderen Menschen unterhalten, beginnt diese Unterhaltung nicht mit dem ersten gesprochenen Wort, sondern bereits viel früher. Sie beginnt mit den Bildern, die der Erzählende im Kopf hat. Unser Gehirn denkt im Regelfall in Bildern, nicht in Worten. Wenn ich also meinem Gesprächspartner etwas mitteilen möchte, muss ich diese Bilder in Worte übersetzen. Das ist in der Muttersprache schon schwer. Noch viel schwieriger wird es, wenn ich mich auch noch in einer anderen Sprache ausdrücken soll. Habe ich es nun geschafft, mein inneres Bild in Worte zu übersetzen, ist das schon ein guter erster Schritt. Jetzt hat mein Gegenüber die Aufgabe, die Worte wieder in ein inneres Bild für ihn zu übersetzen. Und schon passiert genau das, was Sie in der Abbildung sehen können: Wir haben aneinander vorbeigeredet. Ganz oft erlebe ich in Erklärungssituationen, dass einer den anderen am Ende eines Gespräches fragt, ob er das verstanden hat. Und der nickt, überzeugt davon, dass er es verstanden hat. Leider können wir nicht in den Kopf des Gesprächspartners gucken und sehen, welches Bild er entwickelt hat. Wenn Sie nun aktiv zuhören, ist die Chance deutlich höher, dass Sie Missverständnisse frühzeitig aufdecken.

Aktives Zuhören ist ein Zeichen von Wertschätzung.

Was ist das Wertvollste, das wir unseren Mitmenschen schenken können? – Genau: Zeit und echte Aufmerksamkeit!

Umgang mit Kindern und Jugendlichen

Als ehrenamtliche Helfer werden Sie möglicherweise auch mit Kindern zu tun haben. Diese sind von einem Trauma genauso betroffen, jedoch unterscheiden sich die Symptome oft deutlich von denen Erwachsener. Kinder und Jugendliche verhalten sich anders. Auch hier ist mir wichtig zu betonen, dass es nicht Ihre Aufgabe ist, ein Kind zu therapieren. Bitte überlassen Sie das den Fachleuten! Die Informationen in diesem Kapitel können Ihnen aber helfen, die Situation besser einzuordnen. Welches Verhalten ist normal? Wann sollten Sie sich bemühen, an professionelle Hilfe zu verweisen?

Traumasymptome bei Kindern und Jugendlichen

Lassen Sie uns zunächst betrachten, welche Symptome eines Traumas sich bei Kindern und Jugendlichen zeigen können.

Kinder

Ähnlich wie bei Flashbacks, in denen die Betroffenen immer wieder wie in einem Film die traumatische Situation erleben, spielen Kinder eine Situation immer wieder auf die gleiche Weise nach. Es könnte zum Beispiel sein, dass ein Kind mit Bauklötzen das Szenario eines Bombenangriffs aufbaut und dabei die Schreie der Menschen nachahmt.

Ohne einen besonderen Anlass beginnt ein Kind plötzlich wie im Flucht- oder Angriffsmodus laut zu schreien, zu weinen und sehr aggressiv zu werden. Manche Kinder versuchen wegzulaufen oder klammern sich fest.

Eine Lehrerin aus der Grundschule erzählt von einem Mädchen aus Syrien. Wann immer eine Tür laut knallt – und das passiert in der Schule bei vielen Kindern mit all ihrer Energie natürlich immer wieder –, schreit das Mädchen erschreckt auf und versteckt sich unter dem Tisch. Es ist nicht zu beruhigen und schreckt auch zurück, wenn die Lehrerin ebenfalls unter den Tisch krabbelt, um das Kind beruhigen. Da sich das Kind nur schlecht verständigen kann, bleibt die Vermutung, dass eine knallende Tür das Mädchen an Gewehrschüsse oder einen Bombenangriff erinnert, und es voller Panik unter dem Tisch Schutz sucht.

Kinder, die früher trocken und sauber waren, beginnen wieder einzunässen oder einzukoten. Manchmal werden betroffene Kinder sehr apathisch. Sie schauen mit einem abwesenden Blick ins Leere, haben nicht mal mehr Lust, ihr Lieblingsspiel zu spielen, und sind nicht ansprechbar. Während sie früher kontaktfreudig waren, ziehen sie sich jetzt von Freunden und Spielkameraden zurück. Es ist, als würde sie die Umwelt nicht interessieren, sie verhalten sich teilnahmslos und uninteressiert. Das kann dazu führen, dass es Schwierigkeiten mit der Umwelt gibt. Andere Kinder verstehen das veränderte Verhalten oft nicht. Dann heißt es plötzlich, dass der Freund komisch oder doof ist. Hier kann es sinnvoll und hilfreich sein, den Kindern in der Umgebung altersgerecht zu erklären, aus welchem Grund ein traumatisiertes Kind sich aus deren Sicht so seltsam verhält.

Gut möglich ist, dass sie erzählen, es würden vor ihrem inneren Auge immer wieder die schrecklichen Bilder auftauchen oder sogar wie in einem inneren Kinofilm vor ihnen ablaufen. In diesem Fall handelt es sich um Flashbacks, von denen das Kind gequält wird. Wie bei Erwachsenen kann daraus ein Vermeidungsverhalten entstehen, ein Bestreben, der auslösenden Situation möglichst aus dem Weg zu gehen, manche Dinge einfach gar nicht mehr zu tun.

Immer wieder fallen traumatisierte Kinder in das Verhalten früherer Entwicklungsstufen zurück. Sie sprechen wie jüngere Kinder, haben große Angst, allein zu sein, oder entwickeln Angst vor dem Dunkeln. Andere wiederum sind sehr anhänglich, wollen weder in den Kindergarten noch in die Schule gehen.

Auf körperlicher Ebene berichten Kinder von Bauch- und Kopfschmerzen, manche haben das Gefühl, nicht richtig atmen zu können, der Hals ist wie zugeschnürt.

Schlafstörungen sind ebenfalls ein häufiges Symptom bei Kindern. Viele können nicht einschlafen, andere wachen immer wieder auf oder schreien nachts im Schlaf, ohne es selbst zu merken.

Sie sehen, es sind viele Anzeichen, die auf ein Trauma hindeuten können, jedoch nicht müssen.

Jugendliche

Bei Jugendlichen kann ein ähnliches Spektrum wie bei Kindern auftreten, aber noch weitere Symptome kommen hinzu.

Oft ist zu beobachten, dass sich das Verhalten in Richtung Aggression ändert. In der Pubertät gibt es ja von Haus aus häufig eine Null-Bock-Stimmung. Alles ist egal, Schule sowieso blöd. Die möglicherweise auftretenden Konzentrations- und Leistungsschwächen machen die Situation nicht besser. Die heftigen Aggressionen jedoch sind neu und sie haben Auswirkungen auf die Beziehung zu Freunden und Klassenkameraden. Manche Jugendliche greifen zu Drogen, zu Alkohol oder härteren Dingen. Andere essen fast nichts mehr oder stopfen alles in sich hinein, was sie finden können. Dahinter kann der Wunsch nach dem „Wegmachen" der negativen Gefühle stecken.

Auswirkungen in Kindergarten und Schule

Ein Aspekt, den wir noch nicht behandelt haben, sind die Auswirkungen, die das Verhalten eines traumatisierten Kindes oder Jugendlichen auf andere Kinder oder Jugendliche in Kindergarten und Schule haben kann. Selbst für einen Erwachsenen können die plötzlich auftretenden Ängste oder Panikattacken befremdlich und verunsichernd sein. Niemand kann ja genau sagen, auf welchen Trigger hin der innere Film erneut zu laufen beginnt oder plötzlich starke Gefühle auftreten.

Erinnern Sie sich an das Beispiel mit dem Kind, das bei knallenden Türen völlig erschreckt unter dem Tisch sitzt. Dieses Verhalten ist für die anderen Kinder in der Klasse nicht nachvollziehbar. Genau so wenig können sie es verstehen, wenn ein Kind plötzlich anfängt zu schreien oder zu weinen.

Die Frage ist, wie die anderen Kinder reagieren könnten. Manche entwickeln ebenfalls Ängste und haben Sorge, dass der Krieg auch zu uns nach Deutschland kommen könnte. Halten Sie sich vor Augen, dass Kinder kein Empfinden für Entfernungen haben.

Es wäre genauso denkbar, dass ein sowieso schon fremdes Kind, wenn es sich auch noch merkwürdig verhält, ganz schnell ausgegrenzt wird. „Kinder können grausam sein", heißt es sprichwörtlich, sie sprechen ungefiltert aus, was sie denken. Fremdes wird oft instinktiv abgelehnt. Das hat nichts mit Ausländerfeindlichkeit zu tun, sondern einfach mit dem Feststellen des Andersseins.

Als Kind und Jugendliche war ich von diesem Phänomen über viele Jahre selbst betroffen. Mit einer angeborenen Beinverkürzung war ich anders als die anderen Kinder. Schon in der Grundschule rief man mir „Kurzbein" und „Krüppel" hinterher. Während der Jahre in der Pubertät, in denen ich mein Bein verlängert habe, wollten die anderen Schüler nicht neben mir sitzen. „Iiih, du hast da Narben am Bein. Das ist ja eklig." Lustig war diese Zeit wahrlich nicht, doch in der Klinik hatte ich Freunde gefunden, denen es so ging wie mir. Wir waren alle in einer ähnlichen Situation.

Nun stellen Sie sich bitte vor, wie es einem traumatisierten Flüchtlingskind gehen muss, wenn es gehänselt wird. Geflohen aus der Heimat, traumatisiert und in einem fremden Land. Kultur und Sprache wollen erst kennengelernt werden – wir sprechen tatsächlich von Kindern, die ein Trauma haben und entsprechende Verhaltensweisen zeigen. Es wäre schlimm, wenn es dann auch noch verspottet wird, oder?

Schutz und Hilfe geben

Was können Sie als Helfer, Erzieherin oder Lehrerin tun? Welche Möglichkeiten gibt es, ein solches betroffenes Kind zu schützen? Dass es darüber hinaus in entsprechende psychotherapeutische Betreuung gehört, muss ich nicht extra erwähnen.

Trigger vermeiden

Als Referentin bin ich sehr viel in Schulen unterwegs, von Grundschulen bis hin zu Gymnasien. Dort spielt das Thema Flüchtlinge natürlich eine Rolle und in vielen Klassenzimmern hängen Plakate aus dem Unterricht. So wichtig dieses Thema ist, so groß ist aber auch die Gefahr, dass der Unterricht, der sich mit den Fluchtursachen wie Krieg und Terror befasst, bei betroffenen Kindern Flashbacks auslösen kann. Das spielt gerade dann eine Rolle, wenn in der Klasse Kinder sind, die möglicherweise von diesen Themen traumatisiert sein könnten. Es kann durchaus sein, dass ein Kind oder Jugendlicher sich schon länger in Deutschland aufhält und im Prinzip gut angekommen ist. Das jedoch sagt nichts darüber aus, ob durch entsprechende Themen im Unterricht nicht Erinnerungen hochkommen könnten.

Wie können Sie damit umgehen? Ein erster Schritt wäre, sich kundig zu machen, ob Sie betroffene Kinder in der Klasse haben. Als Vorkehrungen wäre es möglich, diese Kinder gesondert anzusprechen und mit ihnen zu vereinbaren, dass sie zum Beispiel mit einem Klassenkameraden das Zimmer verlassen können, wenn es ihnen zu viel wird.

Den anderen Kindern vermitteln, was ein Trauma ist

Für die betroffenen Kameraden in Kindergarten oder Schule kann es, sofern sie alt genug sind, hilfreich sein zu wissen, was ein Trauma ist. Erklären Sie in kindgerechter Weise, dass manchmal ein ganz schlimmes Ereignis dazu führt, dass man auch danach noch Angst hat. Finden Sie Vergleiche wie die Angst vor dem Impfen oder vor dem

Zahnarzt. Besprechen Sie in der Gruppe, welche Verhaltensweisen auftreten können. Sorgen Sie dafür, dass die anderen Kinder verstehen, dass das Verhalten nach einem Trauma anders ist – und doch ganz normal.

Gemeinsam lässt sich in der Klasse darüber sprechen, wie ein traumatisierter Mitschüler unterstützt werden könnte. Wer in der Klasse kann was dazu beitragen? Wäre ein Pate vielleicht gut? Was braucht das betroffene Kind oder der betroffene Jugendliche? Wie gelingt es den Mitschülern, einen eventuell auftretenden Rückzug oder Aggressionen nicht auf sich zu beziehen?

Auch wenn der Anlass ein trauriger ist – ein Mitschüler hat ein Trauma erlebt –, so ist das Behandeln eines solchen Themas für die Sozialkompetenz der Kinder und Jugendlichen sicherlich ein Pluspunkt: Wie gehe ich mit einem Menschen um, der sich gerade für mich unverständlich verhält und wie kann ich andere in Notsituationen unterstützen?

Betroffene Kinder integrieren – Komplimentenrunde

Erinnern Sie sich noch an den Pygmalioneffekt und die Brille, durch die wir die Welt betrachten? Das gilt auch für Kinder und Jugendliche. Ein Stück weit können wir mit einer Übung in der Gruppe die Aufmerksamkeit lenken. Weg von dem, was den Unterschied ausmacht, hin zu dem, was wir am anderen toll finden. Abgesehen davon, dass es allen Beteiligten guttut, positive Dinge zu hören, setzen Sie damit der gesamten Runde eine positive Brille auf. Das hat natürlich Auswirkungen auf den Umgang miteinander.

Die Übung habe ich bei Dr. Gunther Schmidt gelernt, der sie „Positives Spekulieren“ nannte, da sie auch mit Menschen durchführbar ist, die sich nicht kennen.

Eine Person steht im Mittelpunkt der Aufmerksamkeit und darf sich einfach nur anhören, was die anderen Schönes sagen.

Jede andere Person in der Runde macht demjenigen im Mittelpunkt ein Kompliment. Das kann zum Aussehen sein oder zum Humor oder dazu, dass derjenige ein guter Freund ist.

Wenn möglich, schreibt eine Person für die, welche im Mittelpunkt steht, die Komplimente mit. Ich nehme am liebsten farbiges Papier und stanze noch etwas aus wie eine Blume oder eine Krone.

Der Moderator sind in dem Fall vermutlich Sie, und Ihre Aufgabe ist es, darauf zu achten, dass kein Kompliment in einer Runde zweimal genannt wird und dass es sich wirklich nur um positive Dinge handelt.

Diese Übung tut einfach nur gut, dem Einzelnen und der ganzen Gruppe.

Sicherheit vermitteln

Sie können den Kindern und Jugendlichen die unangenehmen Gefühle, Erinnerungen oder körperlichen Symptome nicht abnehmen, auch wenn Sie das vielleicht gern tun würden. Gerade bei Kindern ist es sehr schwer, das Leid auszuhalten. Am liebsten würde man deren Erlebnisse ungeschehen machen.

Was Sie aber tun können, ist Sicherheit vermitteln. Ihnen anbieten, dass sie auf Sie zukommen können, wenn Sie es möchten. Das bedeutet jedoch gleichzeitig, dass Sie ihnen auch die Freiheit lassen, eben nicht zu kommen, nicht sprechen zu wollen. Übertriebene und übergriffige Hilfsangebote wären ein falsches Signal. Selbst wenn Ihnen klar ist, wie wichtig die Verarbeitung eines Traumas für die Entwicklung von Kindern und Jugendlichen ist – das Tempo bestimmt der Traumatisierte. Manche stellen die Umgebung auf die Probe. Sind die Erwachsenen vertrauens- und glaubwürdig? Andere sind sehr zurückweisend. Jedes Verhalten ist normal und in diesem Zusammenhang völlig in Ordnung, auch wenn es für die Menschen in der Umgebung schwer auszuhalten sein kann.

Falls ein Kind Ihnen seine Geschichte erzählt, lassen Sie sich nicht dazu verleiten, diese zu relativieren. Stehen lassen heißt die Devise und dem Kind erklären, dass es nun in Deutschland und in Sicherheit ist. Kinder haben immer wieder Angst, dass die schlimmen Ereignisse sich wiederholen könnten. Zum Glück ist die Wahrscheinlichkeit für einen Krieg bei uns gerade sehr gering. Also sagen Sie ihm zum Beispiel: „Ich kann gut verstehen, dass du Angst hast. Dort, wo du herkommst, ist Krieg und du hast schlimme Dinge erlebt. Jetzt bist du in Deutschland und in Sicherheit." Um die Distanz zum Krieg in Syrien deutlich zu machen, können Sie auf einer Landkarte zeigen, wo Deutschland ist und wo Syrien. Kinder haben keine Vorstellung von Distanzen.

Erwachsene tun sich schon schwer, mit den unterschiedlichen Gefühlen umzugehen, die sie haben. Für ein Kind ist es noch herausfordernder, mit der Angst oder auch Wut zurechtzukommen. Die Gefühle tauchen oft plötzlich und ohne Vorwarnung auf. Es ist so, als würden sie einen überwältigen, wie eine Welle, die über einen hereinbricht. Hier können Sie das Auftreten der Gefühle normalisieren: „Wenn man etwas Schlimmes erlebt hat, passiert es manchmal, dass man starke Gefühle bekommt. Manche Kinder haben Angst, andere werden sehr wütend. Oder sie sind furchtbar traurig. Das ist ganz normal. Was könnte dir denn helfen, damit es dir wieder besser geht?" – Fragen Sie das Kind.

Gerade bei Wutausbrüchen oder Aggressivität könnten Sie anbieten, sich zu bewegen. Mit Jungen wäre Fußball spielen oder rennen eine Variante zur Beruhigung. Bei Mädchen könnten vielleicht Gummitwist oder andere Bewegungsspiele helfen. Erinnern Sie sich daran, dass der Körper in Stresssituationen Energie zur Verfügung stellt, die der Mensch dann ruhig auch nutzen sollte. Die Bewegung tut gut und baut Stresshormone schneller ab.

Achten Sie darauf, im Beisein der Kinder möglichst nicht über die Situation in den Herkunftsländern zu sprechen oder mit den Eltern über deren Sorgen. Das kann bei Kindern erneute Angst auslösen. Sicherlich lassen sich Möglichkeiten finden, um ein offenes Ohr für die betroffenen Eltern zu haben, ohne dass die Kinder dabei sind.

Geschichten erzählen

Kinder lieben Geschichten – und manche Erwachsene erzählen gern welche. Ich kenne viele Eltern, die für ihre Kinder abends zum Einschlafen Geschichten erfinden. Vom Ritter Kunibert und seinem Pferd Rosamunde, die zusammen tolle Abenteuer erleben, und was immer den Kindern gefallen könnte. Diejenigen von Ihnen, die gern Geschichten erzählen, kommen nun vielleicht auf die Idee, dass man doch auch den traumatisierten Kindern Geschichten erzählen könnte. Davon, dass ganz schnell alles wieder gut wird, zum Beispiel.

Ganz sicher freuen sich auch traumatisierte Kinder darüber, wenn sie Geschichten erzählt bekommen. Allerdings wäre es – falls Sie denn in der Tat selbst eine Geschichte erfinden wollen – ganz gut, ein paar Basistipps zu beherzigen oder einfach schon vorhandene

Geschichten zu nutzen. In der Literaturliste finden Sie ein paar Bücher, die es bereits gibt.

Geschichten, die Lösungen beinhalten, folgen oft den Regeln von Metaphern. Diese haben einen klassischen Aufbau, den ich Ihnen nun vorstelle. Die folgenden sechs Elemente finden sich in vielen Geschichten wieder:

Die Hauptperson und ihre Welt darstellen

Hier erzählt der Autor von der Hauptperson und beschreibt deren Welt: Landschaft, Familie, Freunde, Tagesablauf, all das, was gut dazu passt.

Das Thema der Hauptperson vorstellen

Im nächsten Schritt geht es um das Problem, das die Hauptperson hat. Das könnte im Falle eines Flüchtlingskindes sein, dass es sich immer wieder sehr erschreckt, wenn es laut knallende Türen hört.

Misslingende Lösungsversuche benennen

In einer Metapher scheitert die Hauptperson immer erst einmal. Sie versucht, allein eine Lösung zu finden, und schafft es einfach nicht.

Frust, Ratlosigkeit, Traurigkeit!

Diese Gefühle sind die Folge der misslingenden Lösungsversuche. Wenn ein Kind oder ein Jugendlicher sich selbst bei großer Angst sagen würde: „Sei doch kein Feigling", dann wird das vermutlich nicht wirklich helfen und auch wenn er diese Strategie noch so oft ausprobiert, es hilft nicht. Daraufhin ist die betroffene Person natürlich traurig und frustriert. Warum klappen die ausprobierten Strategien denn nicht?

Äußerer oder innerer Ratgeber ermöglicht Idee, Entdeckung, Lösung

Schließlich kommt Hilfe. Oft in Form eines äußeren Ratgebers. Bei den Kindergeschichten, die ich schreibe, handelt es sich dabei in der Regel um weise Tiere, eine Eule zum Beispiel. Die hat dann eine neue Idee oder stellt so gute Fragen, dass die Hauptperson eigene Lösungen entwickeln kann, die tragfähig sind.

Im Anhang finden Sie die Geschichte von Geo dem Geier, die Sie auf zwei Arten für sich nutzen können. Zum einen zeigt sie die Struktur der klassischen Metapher, so dass Sie all denen als Vorlage dienen kann, die selbst Geschichten entwerfen möchte. Zum anderen könnten Sie diese Geschichte mit Kindern z.B. in der Schule verwenden. Lesen Sie den Kindern die Geschichte vor und machen Sie anschließend genau das, was Miss Sophie mit den Vogelkindern tut: Gemeinsam überlegen, was an jedem Kind besonders schön und einzigartig ist. Sozusagen die kindgerechte Version des positiven Spekulierens von Gunther Schmidt.

Erfolg genießen, feiern – oder das Ergebnis offen lassen zum Weiterdenken

Im letzten Schritt ist der Protagonist erfolgreich. Sein Problem ist gelöst, er freut sich und ist stolz auf sich selbst. Einen solchen Erfolg lasse ich die Tiere in meinen Geschichten immer gemeinsam feiern. Eine Party am Strand, bei der die Hauptperson für ihren Erfolg sehr gewürdigt wird.

Worauf gilt es in den Geschichten besonders zu achten? – Bleiben Sie bei der Wahrheit! Unsere Welt ist nicht nur schön und die Kinder, denen Sie vielleicht eine solche Geschichte erzählen, haben Schlimmes erlebt. Es ist furchtbar traurig, dass es Krieg und Tod gibt. Doch beides ist eine Realität und die soll nicht verschwiegen werden. Darum geht es nämlich nicht. Es geht eher darum, Lösungen zu finden und den Silberstreifen am Horizont in der Geschichte zu benennen. Bis dahin ist der Weg oft steinig und schwer. Manches Mal braucht es einen Umweg, Steine müssen aus dem Weg geräumt werden, neue Fähigkeiten werden gelernt, doch die Mühe lohnt sich. Je näher Sie an der Realität bleiben, desto eher wird sich der Zuhörer mit der Geschichte identifizieren. Das ist bei der Beschreibung der schrecklichen Ereignisse nicht unbedingt förderlich, bei der Entwicklung der Lösung natürlich schon.

Wenn wir uns anschauen, welche Protagonisten die Identifikation erhöhen und bei welchen wir mit niedrigerer Identifikation rechnen können, ergibt sich folgendes Bild: Je grösser die Ähnlichkeit zum Kind, desto höher die Identifikation. Wenn also die Geschichte von einem Kind im gleichen Alter und der gleichen Umgebung handelt, ist die Nähe sehr groß. Andere Kinder wie im Märchen die Prinzessin oder der Ritter sind schon weiter weg. Lieblingstiere sind ebenfalls Darsteller, mit denen sich Kinder schnell identifizieren, Tiere wie Fische oder Frösche nicht mehr so sehr. Und wenn die Geschichte gar von Wolken- oder Steinkindern handelt, ist es leichter, Distanz zu halten.

Die kanadische Therapeutin Danie Beaulieu erzählte in einem ihrer Seminare folgendes Beispiel von einer Elfjährigen, mit der sie gearbeitet hat. Die Mutter des Mädchens lag im Krankenhaus – Krebs im Endstadium. Es war klar, dass die Mutter das Krankenhaus nicht mehr lebend verlassen würde. Danie

berichtete von einem Gespräch mit der Elfjährigen.
Das Mädchen sagte: „Meine Mama liegt im Krankenhaus. Sie ist sehr krank. Sie wird nicht mehr nach Hause kommen."
Danie antwortete: „Ja, deine Mama ist im Krankenhaus und ist sehr krank. Stimmt, sie wird nicht mehr nach Hause kommen."
„Meine Mama wird sterben. Da werde ich sehr traurig sein."
„Ja, deine Mama wird sterben und ich kann mir gut vorstellen, dass du sehr traurig sein wirst."
„Ich werde bei meinem Papa und meinen Brüdern bleiben."
„Ganz genau, du wirst bei deinem Papa und deinen Brüdern bleiben."
„Wir werden sicherlich am Anfang oft weinen und die Mama so vermissen."
„Ganz bestimmt werdet Ihr am Anfang oft traurig sein und, ja, du wirst deine Mama vermissen."
Danie Beaulieu hat mit keinem Wort relativiert oder versucht, schnell etwas zu tun, um den absehbaren Schmerz des Mädchens geringer zu machen. Sie hat anerkannt, was war und mit hoher Wahrscheinlichkeit sein würde. Das Gespräch mit dem Mädchen ging noch eine ganze Weile weiter. Danie hat immer nur wiederholt, was das Kind sagte. Ganz am Ende hat das Mädchen gesagt: „Und eines Tages werden wir auch wieder lachen." Das Licht am Ende des Tunnels.

Es ist natürlich auf gar keinen Fall Ihre Aufgabe, ein solches Gespräch mit einem Flüchtlingskind zu führen. Gedacht ist dieses Beispiel, um aufzuzeigen, dass auch die Therapeuten stehen lassen. Die Realität sollte weder schlimmer gemacht noch verniedlicht werden.

Trösten – kulturelle Unterschiede

Der erste Impuls, den Erwachsene bei Kindern haben, die traurig sind, ist, diese zu trösten. Das gilt natürlich auch für die Kinder, die in ihrem Herkunftsland oder auf der Flucht Schlimmes erlebt haben.

Gleichzeitig kommen die Kinder zum Teil aus ganz anderen Kulturen und es ist sicherlich sinnvoll, sich zu erkundigen, welche Regeln in der Herkunftskultur gelten. Manche Dinge, die in Deutschland völlig normal sind, wie zum Beispiel einem Kind über den Kopf zu streicheln, können in einer anderen Kultur ein schwerer Fehler sein (in Thailand etwa ist es nicht erlaubt, einem anderen Menschen über den Kopf zu streicheln). Oder denken Sie daran, dass das Entgegenstrecken der Fußsohle als Beleidung aufgefasst werden könnte. Sicherlich gibt es im Umfeld, in dem Sie helfen, Erwachsene, die Sie fragen können, was in Ordnung ist und was Sie besser unterlassen.

Am wichtigsten jedoch ist es, selbst achtsam zu sein und dem Kind zu überlassen, wie viel Nähe es haben möchte. Sie können anbieten, zu trösten und das Kind in den Arm zu nehmen. Warten Sie ab, ob es Ihr Angebot annimmt, und handeln Sie entsprechend.

Ein Notfallkoffer für Helfer

Sie kennen als Helfer Ihre Grenzen und wissen genau, dass Sie mit gut gemeinter Hilfe, die nicht gut gemacht ist, im Bereich Trauma mehr schaden als nutzen. Trotzdem ist es sicherlich sinnvoll, für den Notfall ein paar Techniken im Gepäck zu haben, die Sie anwenden könnten.

Ich stelle Ihnen drei Methoden vor, die nichts mit Therapie zu tun haben, sondern einfache Techniken zur Selbstberuhigung sind. Die könnten Sie auch für sich selbst anwenden, wenn es Ihnen mal nicht gut geht oder Sie vielleicht Angst haben (und sei es vor dem Zahnarztbesuch).

Orientierung im Hier und Jetzt

Wenn es uns nicht gut geht, driften wir oft in innere Bilder ab. Das eigene Kopfkino läuft. Stellen Sie sich vor, Sie haben eine wichtige Präsentation vor sich und große Angst davor. Was passiert dann? Genau, Sie sind in Gedanken möglichweise schon Tage vorher bereits vor Ort und sehen sich auf der Bühne stehen, obwohl es noch eine Woche dauert, bis es so weit ist. Vor Ihrem inneren Auge sehen Sie, wie schrecklich es werden wird. Schweißnasse Hände, das Herz rast, alles geht schief. Ein Blackout bringt Sie zum Stottern, Sie verlieren den Faden und das Publikum guckt kritisch.

Ein kleines Stück weit verlieren Sie in diesen Momenten den Bezug zur Realität, zum Hier und Jetzt. Gedanklich sind Sie bereits in der Zukunft. Einem Traumatisierten, der unter Flashbacks leidet, passiert genau das

Gleiche, allerdings natürlich viel stärker ausgeprägt. Innere Bilder verfolgen ihn, es fühlt sich an, als wäre er immer noch auf der Flucht. In diesem Fall findet er sich immer wieder in der Vergangenheit.

Eine erste Hilfe ist dann, sich gut im Hier und Jetzt zu orientieren. Welcher Tag ist heute? Wo befinde ich mich? Welche Uhrzeit ist jetzt gerade? Am besten bezieht man die Sinne mit ein, um gefühlt in den Körper zurückzukommen.

Hier ist eine ganz einfach umzusetzende Technik:

- Drei Dinge sehen und benennen. Das kann die Sonne draußen sein, ein Glas, das auf dem Tisch steht und Papier.
- Drei Dinge hören und benennen. Vielleicht Stimmen im Gang, die Vögel in den Bäumen vor der Tür und das Piepen des Handys.
- Drei Dinge fühlen und benennen. Den Boden unter den Füßen, den Stift in der Hand und die Lehne vom Stuhl.

Zusätzlich können Sätze wie diese helfen: „Heute ist der Tag xy des Monats xz. Wir haben das Jahr xyz. Sie sind jetzt in Deutschland und in Sicherheit."

Oft hilft das, um mit der Aufmerksamkeit zurück in die Gegenwart zu kommen, und bereits das kann entlastend sein.

Wenn nichts mehr geht – klopfen

Auch wenn Sie hoffentlich nicht in eine Situation kommen, in der ein Kind, Jugendlicher oder Erwachsener völlig außer sich und emotional sehr aus dem Gleichgewicht ist, ist es doch gut, im Repertoire eine Notfalltechnik zu haben, die dazu verhilft, sich schnell wieder beruhigen zu können. In den letzten Jahren haben Klopftechniken zunehmend an Bedeutung gewonnen und sind mit unterschiedlichen Ansätzen recht verbreitet.

Ich persönlich habe PEP bei Dr. Michael Bohne in Hannover gelernt und mit diesem Ansatz wirklich gute Erfahrungen gemacht. Die Abkürzung PEP steht für Prozessorientierte Embodimentfokussierte Psychologie. Hört sich kompliziert an, ist es zum Glück jedoch nicht. Letztendlich bedeutet es, dass sich der Therapeut, der mit dem Klienten PEP anwendet, am Prozess während der Sitzung orientiert und der Körper mit einbezogen ist. Wenn meine Klienten so sehr neben sich standen, dass sie kaum noch ansprechbar waren, hat mir PEP schon gute Dienste geleistet. Besonders schön ist dabei, dass das Klopfen ganz leicht gelernt werden kann und es der Betroffene selbst anwendet. Das funktioniert mit Kindern, Jugendlichen und Erwachsenen aller Altersstufen.

Stellen Sie sich vor, Sie haben eine Skala vor sich von null bis zehn. Dabei steht null für vollkommene Entspannung, während zehn für maximale Anspannung, Angst, Erregung, Wut oder Verzweiflung steht. Bis zu einer Ausprägung von fünf können wir noch recht klar denken, alle Zustände höher als fünf bedeuten, dass im Großhirn die Lichter ausgehen, wie Michael Bohne sagen würde. Ab dann übernehmen Strukturen des Limbischen Systems die Führung, klares Denken ist nicht mehr möglich. Vielleicht haben Sie das schon bei sich selbst erlebt? Sie hatten zum Beispiel große Angst mit einer Ausprägung von acht und haben versucht, sich selbst zu beruhigen, indem Sie sich gut zugeredet haben. Hat es geklappt? Nein? – Kein Wunder, es kann gar nicht klappen. In dem Moment, in dem das Limbische System mit seinen Flucht- oder Angriffsstrukturen übernimmt, helfen kognitive Techniken einfach nicht mehr. Es geht in dem

Moment ja auch um Überlebensmechanismen, die zum Tragen kommen, da ist Denken eher hinderlich, weil es einfach viel zu lange dauert. Leider sind wir dann in diesem Muster gefangen.

Denken Sie mal an ein kleines Kind, ca. fünf Jahre alt, das mit seiner Mutter beim Impfen ist. Der Junge ist außer sich. Schon vor dem Arzttermin war er aufgeregt. Die Angst steigt und steigt. Anfangs hat er der Mutter noch zuhören können, wenn die ihn beruhigt hat: „Das ist gleich vorbei. Wirst sehen. Danach bekommst du auch ein Eis." Doch die Angst steigt weiter, bis sie das Kind völlig im Griff hat. Weder der Arzt noch die Mutter dringen zu ihm durch. Beide könnten lange versuchen, dem Kleinen zu sagen, er solle sich doch beruhigen, es ist gleich vorbei, alles nicht so schlimm. Hat sich die Angst auf der Skala über fünf bewegt, geht nichts mehr. Es sei denn, die Mutter würde Klopftechniken wie z.B. PEP beherrschen. Dann könnte sie über den Körper einen Zugang zu ihrem Kind finden. Die Angst lässt sich im wahrsten Sinn des Wortes herunterklopfen, bis sich das Großhirn wieder einschaltet und normales Denken möglich ist.

Klopfen setzt am Körper an. Das ist ein Zugang, der das Angstmuster unterbricht und in dem Zustand, in dem alles auf Flucht oder Angriff ausgelegt ist, sehr wirksam ist. Auch wenn noch nicht bis ins letzte Detail geklärt ist, wie das Klopfen wirkt, so ist doch eindeutig, dass es wirkt, und nicht nur als Notfalltechnik hat es einen unschätzbaren Wert.

So viele Menschen leiden heute an Angst- und Panikstörungen. Das kann auf relativ harmlosen Gebieten der Fall sein wie Flugangst oder auch Lampenfieber. Darunter leiden selbstverständlich die Betroffenen sehr und sind für jede Hilfe dankbar. Wenn ich jedoch nicht mehr aus dem Haus gehen kann, weil ich sonst Panikattacken bekomme, hat das vermutlich einen noch größeren Einfluss auf das Leben. Die Klopftechniken ermöglichen diesen Menschen, eine sehr wirksame Methode in kürzester Zeit zu erlernen, und sie ist überall anwendbar. Abgesehen davon, dass Klopfen so schnell gelernt werden kann, hat es einen zweiten großen Gewinn für Menschen, die von Angst und Panik betroffen sind. Sie haben eine Technik, die sie selbst wirksam anwenden können, wenn sie von starken Gefühlen geflutet sind. Sie sind den Gefühlen nicht länger hilflos ausgeliefert.

Wie das genau geht, möchten Sie jetzt vermutlich wissen.

Auf den folgenden Abbildung sehen Sie sechzehn Punkte, die es zu beklopfen gilt. Richten Sie Ihre Aufmerksamkeit auf das negative Gefühl und klopfen einfach auf die Punkte, einen nach dem anderen. Bei den Punkten, die sich besonders gut anfühlen, können Sie länger bleiben.

Sie beginnen mit dem Handrücken und beklopfen diesen. Es ist egal, welche Hand Sie nutzen. Anschließend die Handkante, weiter zur Innenseite des Nagels des kleinen Fingers. Weiter zum Nagel am Mittelfinger. Den Ringfinger brauchen Sie nicht, den haben Sie schon über den Handrücken abgedeckt. Dann den Zeigefinger und den Daumen. Damit haben Sie bereits die ersten sechs Punkte beklopft. Nun weiter zum Kopf. Zunächst den Punkt, der auch „drittes Auge" genannt wird – zwischen den Augenbrauen und oberhalb der Nasenwurzel. Weiter auf der Augenbraue – auch hier spielt es keine Rolle, ob Sie das linke oder rechte Auge beklopfen – und seitlich neben dem Auge. Unter dem Auge auf dem Jochbeinbogen, dann über der Oberlippe und unter der Unterlippe. Die nächsten sechs Punkte liegen hinter Ihnen. Nun noch weiter unter dem Schlüsselbein und den Rippenbogen beklopfen. Hier klopfen viele beidseitig, das ist einfacher. Nun noch unter dem Arm und auf das Brustbein. Fertig. Das sind alle sechzehn Punkte. Wer das ein paar Mal durchgeführt hat, findet die Punkte im Schlaf.

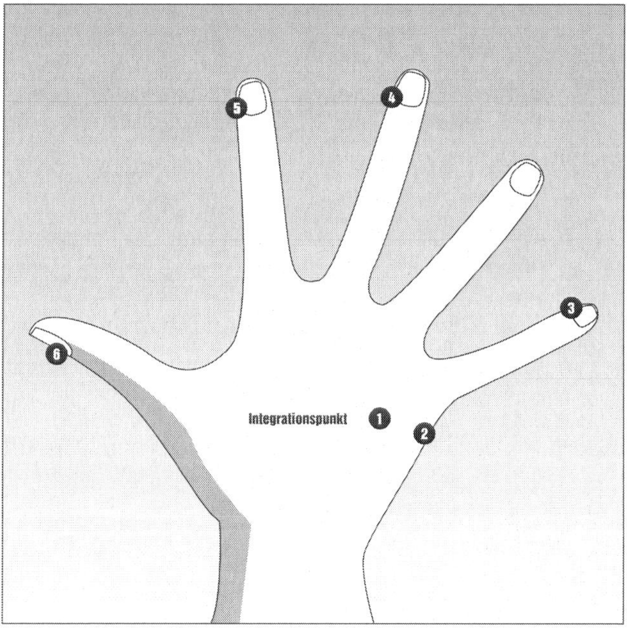

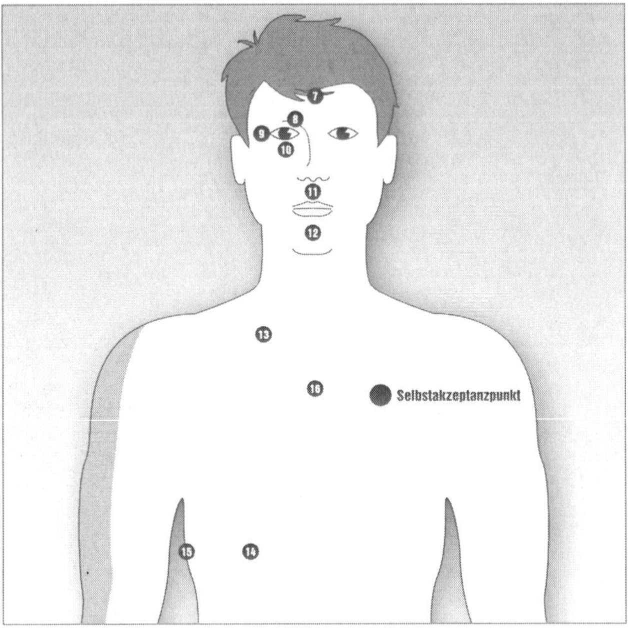

Ist es wichtig, alle Punkte zu klopfen? Nein, nicht wirklich. Als Ritual ist der Ablauf sicherlich sinnvoll, weil man etwas hat, woran man sich bei Angst festhalten kann. Manche „Klopftechniker" vertreten durchaus die Ansicht, dass es bei unterschiedlichen Themen andere Punkte in besonderen Reihenfolgen zu klopfen gilt. Diese Erfahrung habe ich in den fünf Jahren, die ich PEP bereits mit Klienten anwende, nicht gemacht. Hauptsache klopfen!

Jugendliche mit Prüfungsangst erzählen mir oft, sie könnten doch in der Schule nicht alle Punkte klopfen. Da würden sie sich vor ihren Mitschülern komplett der

Lächerlichkeit preisgeben. Also klopfen sie nur die Punkte an der Hand. Das können sie jederzeit unter dem Tisch machen, ohne dass es jemand sieht. Auch das klappt.

Ganze Schulklassen in der Grundschule klopfen, seit ihre Lehrer entdeckt haben, dass sich die Kinder damit prima beruhigen, wenn der Unruhepegel zu sehr angestiegen ist. Ursprünglich hatte ich den Lehrern das Klopfen für sich selbst beigebracht, um in herausfordernden Stresssituationen gelassener reagieren zu können. Anstatt es für sich zu nutzen, haben sie es mit den Schülern probiert und waren begeistert.

Sie sehen, Klopfen hilft in vielen Lebenslagen, die mit entgleisten Gefühlen zu tun haben. Es wirkt bei Kindern, Jugendlichen und Erwachsenen. PEP ist einfach und kann von jedem überall angewandt werden. Gute Gründe, diese einfache Technik im Notfallkoffer zu haben.

Nehmen wir mal an, Sie haben mit einem Flüchtling zu tun – egal ob Kind, Jugendlicher oder Erwachsener –, dem es überhaupt nicht gut geht. Vielleicht hat er Flashbacks und leidet unter einer akuten Angstattacke. Natürlich können Sie ihm im ersten Schritt sagen, dass es völlig in Ordnung ist, Angst zu haben. Er ist jetzt in Deutschland und hier in Sicherheit. Sie nennen noch das Datum und den Ort, um ihm die Orientierung im Hier und Jetzt zu erleichtern. Doch es hilft nicht. Weiterhin können Sie erkennen, dass die Angst sehr groß sein muss. Nun können Sie fragen, wo er auf der Skala von null bis zehn steht, oder Sie fragen das gar nicht mehr und bitten ihn einfach, Ihnen das Klopfen nachzumachen. Es gibt nichts zu sagen, nicht viel zu erklären, einfach nur klopfen. Es ist gut möglich, dass eine erste Runde noch nicht ausreichend hilft. Dann klopfen Sie eine zweite und eine dritte Runde. Bis die Angst so weit unten ist, dass das klare Denken wieder einsetzt und sich der Flüchtling langsam beruhigt.

Vor einiger Zeit kam eine neue Klientin in meine Praxis. Ich wusste bereits, dass sie unter Angstzuständen leidet, war jedoch nicht darauf gefasst, dass es bei ihr so schlimm war, dass sie nicht einmal mehr fähig war, sich zu bewegen. Sie kam zur Tür herein – begleitet von ihrer Mutter – und konnte sich gerade noch auf das Sofa setzen. Mehr ging nicht. Angstvoll schaute sie mich an, brachte kein Wort heraus, war kaum fähig, sich zu bewegen. Ein Gespräch war also nicht im Ansatz möglich und so bat ich die Klientin, mit mir zu klopfen. Einen Punkt nach dem anderen, Punkt für Punkt gingen wir die ganze Liste mehrmals durch, bis die Angst so weit gesunken war, dass die Klientin wieder sprechen konnte. Diese Technik hat sie sofort in ihren ganz eigenen Selbsthilfekoffer gepackt.

Eines ist ganz wichtig zu wissen: Klopfen hilft erst ab einer Gefühlsintensität, die größer als fünf ist. Vorher nutzt es nichts!

Auch in anderen Lebenssituationen kann PEP Ihnen helfen. PEP ist weit mehr als reines Klopfen! Da es sich hier um einen Notfallkoffer handelt, habe ich Ihnen nur die reine Klopftechnik vorgestellt. Über weitere Anwendungsfelder informieren Sie die einschlägigen Bücher in der Literaturliste.

Atemtechniken

Manche Menschen können mit dem Klopfen einfach nichts anfangen. Es ist ihnen zu abgefahren und vor allem zu auffällig. Was tun, wenn in der Umgebung niemand mitbekommen soll, dass ich mich beruhigen möchte?

Besonders bei Jugendlichen ist das nach meiner Erfahrung ab und zu ein Thema. In dieser Lebensphase sind wir Menschen ja doch besonders sensibel und für das Klopfen in der Öffentlichkeit braucht es Mut. Sicher gibt es immer Wege, um PEP zu nutzen. Trotzdem ist es sinnvoll, eine zweite Technik zu haben, die leicht anzuwenden ist.

Was bietet sich mehr an als das Atmen? Denn das tun wir sowieso. In Situationen, in denen der Mensch angespannt ist, wird der Atem kurz und flach. Das kann bis zum Hyperventilieren gehen. In diesem Fall reichert sich das Blut mit zu viel Sauerstoff an, was sich in Schwindel, einem Engegefühl in der Brust und Missempfindungen äußern kann.

Es gibt unzählige Atemtechniken. Ich stelle Ihnen hier zwei ganz einfache vor, die neben dem Atmen auch auf einfache Sätze und das Zählen fokussieren. Damit haben Sie gleich zwei Fliegen mit einer Klappe geschlagen, da die Gedanken gebunden sind und weniger abschweifen.

Bei allen Atemtechniken ist es besonders wichtig, langsam zu atmen und den Fokus auf das Ausatmen zu legen. So beruhigt sich der Körper und der Parasympathikus beginnt zu arbeiten.

Technik 1: Von eins bis zehn zählen

Beim Einatmen von null bis drei zählen, beim Ausatmen von vier bis neun, und die Zehn ist die natürliche Pause zwischen Aus- und Einatmen. Damit ist die Ausatemphase länger als das Einatmen.

Technik 2: Mit einfachen Sätzen arbeiten

Suchen Sie sich einen einfachen Satz aus, der sozusagen ein Ziel mit beinhaltet. Ein Beispiel wäre: „Ich bin ganz ruhig und entspannt." Oder: „Ich fühle mich sicher und geborgen." Dieser Satz wird nun auf Ein- und Ausatmen aufgeteilt. Beim Einatmen denken Sie: „Ich bin ...", beim Ausatmen „... ruhig und entspannt." Achten Sie auch hier darauf, dass der längere Satzteil für das Ausatmen reserviert ist!

Wie schütze ich mich als Helfer?

Ein Trauma kann ansteckend sein

Sie waren als Helfer weder auf der Flucht dabei noch haben Sie in einem kleinen Boot um Ihr Leben gefürchtet noch kennen Sie die Verfolgung durch Rebellen oder IS-Anhänger. Doch Sie haben zugehört. Und dabei vermutlich nicht nur eine Geschichte gehört oder zwei Geschichten, sondern viele schreckliche Erlebnisse. Erlebnisse, die zum Teil so schlimm waren, dass wir sie uns nicht einmal vorstellen können und die uns fassungslos machen.

Traumata und andere schlimme Erlebnisse sind „ansteckend". Wussten Sie, dass die hier in Deutschland arbeitenden Traumatherapeuten sehr genau darauf achten, wie viele schwer traumatisierte Klienten sie annehmen? Sie lernen während ihrer Ausbildung, sich selbst zu schützen, damit es nicht zu einer sogenannten sekundären Traumatisierung kommt.

Durch unser Einfühlungsvermögen laufen wir Zuhörenden ein Stück weit mit in den Mokassins des Erzählenden, wir versetzen uns in seine Lage. Während wir zuhören, entstehen in unserem Gehirn Bilder zu den Erlebnissen und zum Teil die dazu gehörigen Gefühle. Natürlich in sehr abgeschwächter Form, doch unser Gehirn tut sich schwer damit, zwischen inneren Bildern und der Realität zu unterscheiden.

Nach einem netten Abend mit Freunden sind Sie auf dem Heimweg. Es ist dunkel und neblig draußen. Die Feuchtigkeit kriecht langsam in die Jacke und es ist ein kleines bisschen unheimlich. Durch den Nebel sehen Sie die Umgebung nur schemenhaft. Alle Geräusche scheinen wie verschluckt zu sein. Während Sie etwas zügiger gehen, hören Sie Schritte hinter sich. Schritte, die immer schneller zu werden scheinen. Sie drehen sich um, sehen jedoch niemanden. Ihr Herz schlägt schneller. Wer ist da wohl im Nebel hinter Ihnen? Sie beschleunigen Ihre Schritte, die Schritte auf dem Pflaster hinter Ihnen werden ebenfalls schneller. Ihr Herz fängt an zu rasen: Ist das ein Räuber? Werden Sie gleich überfallen? Tausend Gedanken gehen Ihnen durch den Sinn. Hoffentlich sind Sie bald zu Hause. Sie beginnen zu rennen, der Atem ist kurz und flach, in Ihren Ohren rauscht das Blut. – Plötzlich schrecken Sie hoch und sind wach: Es war nur ein Traum. Gott sei Dank. Langsam beruhigen Sie sich: Das Herz schlägt langsamer, der Atem wird ruhiger, die Anspannung lässt nach. Nichts ist in Wirklichkeit passiert, doch der Körper hat auf den Traum, die inneren Bilder reagiert.

Das ist ein einfaches Beispiel, das jeder schon erlebt hat. Was genau bedeutet es für Sie, wenn Sie sich nun engagieren und die Erzählungen von schlimmen Erlebnissen immer wieder hören?

Es ist wichtig, dass Sie sich selbst schützen. Das bedeutet, dass Sie dafür sorgen müssen, ihre eigene Normalität aufrechtzuerhalten und die Möglichkeit zu haben, über Ihre Erlebnisse zu sprechen.

Eine Variante ist die Teilnahme an Supervisions- oder Intervisionsgruppen. Prima ist es, wenn ein Professioneller eine solche Gruppe begleitet, in der sich die Teilnehmer untereinander austauschen können. Für Psychotherapeuten und Ärzte ist das in der Regel ein fester Bestandteil ihres Berufes. Sie nehmen an Gruppen teil, in denen sie über Fälle aus der Praxis sprechen können, sich Rat holen oder einfach nur mitteilen, wie es ihnen mit den Geschichten der Klienten geht. Nur wenn Ärzte und Therapeuten gut für sich sorgen, können sie dies wiederum auch gut für andere tun.

Das gilt auch und ganz besonders für Sie als ehrenamtliche Helfer. Die Therapeuten lernen in ihrer Ausbildung, eine gesunde Distanz aufzubauen, um nicht zu tief in die Geschichten der Klienten verstrickt zu werden.

Sie alle machen wertvolle Arbeit! Damit Sie das so lange machen können, wie es für Sie stimmig und passend ist, ist es wichtig, dass Sie mindestens so gut auf sich selbst achten wie auf die Flüchtlinge.

Mit wem können Sie über das sprechen, was Sie in der ehrenamtlichen Arbeit erleben? Wenn es keine offizielle Supervisionsgruppe gibt, treffen Sie sich mit anderen Helfern? Haben Sie Freunde oder einen Partner, mit dem Sie sprechen können?

Das Helfersyndrom und seine Gefahren

Neben der „Ansteckungsgefahr" durch ein Trauma sind manche Menschen, die sich sehr engagieren und helfen, von einem Helfersyndrom und dem daraus möglicherweise folgenden Burn-out betroffen. Damit Sie sich davor schützen können, widmet sich der letzte Teil des Buches diesem Aspekt. Entscheiden Sie für sich, inwieweit es sinnvoll ist, sich mit dem Thema auseinanderzusetzen.

„Du hast wohl ein Helfersyndrom!" Diese Aussage ist in den meisten Fällen alles andere als ein Kompliment. Der Begriff Helfersyndrom ist eher negativ als positiv besetzt und es stellt sich die Frage, was genau ein Helfersyndrom ist. Hat jeder, der anderen hilft, ein Helfersyndrom? Was ist am Helfen negativ? Sagen das nur Egoisten?

Helfen ist in jeder Gesellschaft wichtig. Unser ganzes Zusammenleben besteht darin, dass einer dem anderen hilft. Abwechselnd sind wir der, der einem anderen hilft, oder wir sind der, dem geholfen wird. Das hat mit einem Helfersyndrom nichts zu tun.

Helfen wird in dem Moment zu einem Problem – und zwar für den Helfer und für den Hilfsbedürftigen –, wenn es nicht primär um das Helfen geht, sondern um dahinterliegende psychologische Bedürfnisse des Helfenden. Natürlich freut sich jeder, der einem anderen helfen kann und dafür ein Danke bekommt. In diesem Fall ist das Helfen am Nutzen des anderen ausgerichtet. Ist das Helfen jedoch insgeheim am Nutzen des Helfenden ausgerichtet, wird es ungut.

Unterschiedliche Motive können diejenigen leiten, die helfen, um sich selbst zu helfen: Es ist gesellschaftlich angesehen, zu helfen. Helfer erleben sich als wertvoll. Helfern sind Aufmerksamkeit und Dankbarkeit sicher. Als Helfer kann ich mich stark fühlen. Der Hilfsbedürftige ist in der vermeintlich schwächeren Position.

Wenn ich mich als Helfer dabei ertappe, mich erst durch meine Hilfsbereitschaft als wertvollen Menschen zu erleben, befinde ich mich auf dem besten Weg zu einem Helfersyndrom. Menschen, die ihren Selbstwert durch das – oft auch ungefragte – Helfen stabilisieren, sind nicht mehr engagiert, um dem Gegenüber zu helfen, sondern, um sich besser zu fühlen. Es geht dann darum, verborgene Gefühle nach Zugehörigkeit und Anerkennung zu befriedigen. Das Helfen wird zu einer Art Sucht, bei der der Helfer seine eigenen Bedürfnisse vernachlässigt.

Das hat in erster Linie negative Auswirkungen für ihn selbst. Am Ende leidet er selbst am meisten unter dem Helfersyndrom, da er eines Tages leer und ausgelaugt ist.

Menschen mit Helfersyndrom sind darauf angewiesen, Zuneigung und Dankbarkeit von den Hilfsbedürftigen zu bekommen. Diese heimliche Hoffnung kann dazu führen, dass sich der andere unbewusst unter Druck gesetzt fühlt und die Dankbarkeit nicht so zeigt, wie es sich der Helfer erhofft. Die Waage zwischen Geben und Nehmen ist nicht mehr ausgeglichen. Das sind feine Nuancen und die spürt der Hilfsbedürftige relativ schnell. Die Botschaft „Du solltest mir für meine Hilfe jetzt schon dankbar sein!" übt Druck aus, die zu Aggressionen führen kann. Auf lange Sicht führt das zu Verbitterung und Ärger: „Die Welt ist einfach undankbar. Ich opfere mich auf, setze all meine Freizeit ein, und dann ist Undank der Lohn."

In der Betreuung von Ehrenamtlichen habe ich mehr als einmal Aussagen mit diesem Hintergrund gehört. Sie haben sich so sehr angestrengt, gemacht und getan. Jede freie Minute haben sie eingesetzt, Familie und Freunde vernachlässigt. Doch die erhoffte Dankbarkeit blieb aus. Frustriert und genervt geben diese Menschen das Ehrenamt letztendlich auf.

Eine ehrenamtliche Helferin, die ich über ein Jahr lang betreut habe, ist ein klassisches Beispiel für das Helfersyndrom. Sie startete völlig euphorisch in ihre neue Aufgabe. Beruflich lief es nicht so gut und sie war auf der Suche nach einer sinnvollen Aufgabe. So weit, so gut.

In ihrem Ort hörte sie von einer Flüchtlingsunterkunft und dachte sich, dort könnte sie sich einbringen. Vom Helferkreis bekam sie einige Flüchtlinge zugewiesen, um die sich kümmern sollte. Ein Teil von ihnen hatte traumatische Erfahrungen gemacht, in den Heimatländern und auf der Flucht. Die Aufgaben der Helferin bestanden in der Unterstützung des Deutschunterrichts, Hilfe bei Behördengängen und der Suche nach Arbeitsplätzen.

In unseren Gesprächen erzählte sie begeistert, wie nett die Jungs seien. Schnell hörte ich, dass sie zusätzlich damit beschäftigt war, die aufkommenden Wünsche ihrer Schützlinge zu erfüllen: ein besseres Smartphone, Kleidung, ein Fahrrad. Einer wünschte sich ein neues Bett. Zunehmend mehr Zeit ihres Alltags verbrachte sie in der Flüchtlingsunterkunft. Die jungen Männer wollten so schnell wie möglich einen Job. Einen, der viel Geld einbrachte, da die Familien zu Hause auf Geldsendungen warteten. Die Helferin telefonierte sich die Finger wund, um Stellen zu finden. Das war schwieriger als gedacht. Die bürokratischen Hürden kosteten sie Zeit und Nerven. Währenddessen stiegen die Ansprüche ihrer Schützlinge. Sie hatten neue Wünsche. Verständlich, wenn man sich in Deutschland umschaut. Auf meine Frage, was denn die Flüchtlinge selbst zur Stellenfindung beitrugen, erklärte sie mir, dass sie doch nicht gut genug deutsch sprechen könnten.
Ich war verwundert. Sie hatte ihnen einen Laptop besorgt und den Zugang zu einem Deutschprogramm. Genutzt wurde dieses wenig. Also überlegte sich die Helferin, dass es gut wäre, zusätzlich Nachhilfestunden zu geben. Gemeinsam Hausaufgaben machen. Wiederholt erklärte sie den jungen Männern, wie wichtig das Lernen der Sprache sei. Mehrere Nachmittage pro Woche verbrachte sie inzwischen in der Flüchtlingsunterkunft. Wenn ihre Schützlinge die Hausaufgaben nicht wie abgesprochen erledigten, hatte sie Verständnis dafür. Sie waren das Lernen nicht gewohnt und brauchten einfach noch mehr Unterstützung.
Einen einfachen Spülerjob fand die Helferin nicht. Alle Stellen waren besetzt und die bürokratischen Hürden waren zu hoch, um gleich eine Arbeitserlaubnis zu erreichen. Im Prinzip wäre eine Ausbildung ja sowieso besser, oder? Was könnten die Männer hier lernen? Schnell war die Idee geboren, dass sie eine Bäckerlehre machen könnten. Mit Elan kümmerte sie sich um Lehr stellen. Gleichzeitig versuchte sie, die Flüchtlinge davon

zu überzeugen, dass eine Lehre viel besser sei als der Spülerjob. Die Helferin trieb sie dazu an, sich beim Deutschlernen mehr anzustrengen. Einige Zeit später hatte sie es geschafft. Eine Bäckerei erklärte sich dazu bereit, drei Lehrstellen zur Verfügung zu stellen. Die Ehrenamtliche freute sich sehr. Die Flüchtlinge nur bedingt. Sie verdoppelte ihre Anstrengungen beim Deutschunterricht, kümmerte sich um die nötigen Unterlagen und wünschte den jungen Männern zum Start der Ausbildung viel Glück.
Nach einer Woche rief die Bäckerei an. Es gab Beschwerden. Die Flüchtlinge legten wenig Elan an den Tag. Der Eindruck war, dass sie nicht so sehr viel Lust auf die Ausbildung hatten. Die Helferin versprach dem Inhaber der Bäckerei, den jungen Männern ins Gewissen zu reden. Mehrere Gespräche folgten. Ohne Erfolg. Nach drei Wochen brachen alle drei die Lehre ab. Es war ihnen doch zu viel Arbeit für zu wenig Geld. Der Spülerjob würde ihnen mehr Geld einbringen. Die Enttäuschung der Helferin war groß. Sie hatte sich so angestrengt, Geschenke gemacht, Nachhilfeunterricht angeboten, die Flüchtlinge zum Essen eingeladen, Stellen gesucht, die Lehrstellen gefunden. So oft hatte sie erklärt, wie wichtig die Sprache und eine Ausbildung in Deutschland sind. Letztendlich war sie so frustriert und genervt, dass sie keine Lust mehr hatte, sich noch weiter für Flüchtlinge zu engagieren. Ein Gefühl der Leere hatte sich eingestellt.

Neben dem Leid, das sich ein Betroffener mit dem Helfersyndrom selbst zufügt, hat es Auswirkungen auf den, dem geholfen wird. Zum einen fördert es Schuldgefühle, zum anderen immer wieder auch Ärger. Stellen Sie sich mal vor, Sie brauchen Hilfe und der Helfer engagiert sich sehr für Sie. Anfangs freuen Sie sich. Doch dann bemerken Sie – meist unbewusst – die Erwartungshaltung, die bei der Hilfe mitschwingt. Sie sollen dankbar sein. Sehr dankbar. Es entsteht ein Ungleichgewicht. Sie entwickeln möglicherweise Schuldgefühle dem Helfer gegenüber. Der Helfer überschreitet Grenzen. Sie fühlen sich klein gemacht. Der Ärger steigt. Aus dem Gefühl des „Kleinseins“ entwickelt sich oftmals Passivität. Aus welchem Grund soll sich ein Mensch auf die eigenen Hinterbeine stellen und sich selbst engagieren, wenn es ihm andere doch so bereitwillig abnehmen? Hier schließt sich der Kreis, und erneut stelle ich die Frage: Ist ein solches Verhalten auf lange Sicht für die Menschen sinnvoll, die sich in Deutschland ein neues Leben aufbauen wollen?

Wenn Sie sich das Beispiel der Helferin genau anschauen, können Sie erkennen, dass hier eines zum anderen geführt hat. Das große Engagement war so gut gemeint und hat letztendlich dazu geführt, dass die Flüchtlinge sich ohne Eigeninitiative zurückgelehnt haben. Sie hatten wohl von Anfang an nicht wirklich Lust auf eine Ausbildung. Ihnen war es wichtiger, schnell Geld zu verdienen. Dem Aspekt des höheren Gehaltes nach der Lehre haben sie nicht so viel Bedeutung beigemessen. Doch keiner von ihnen hat sich getraut, Klartext zu sprechen. Vermutlich haben sie instinktiv gespürt, wie viel Energie und Zeit die Helferin investiert hatte. Der Einsatz kam in erster Linie von der Helferin. Je weniger ihre Schützlinge getan haben, desto mehr hat sie sich angestrengt. Fast könnte man sagen, sie hat mit ihrem Handeln zur Passivität der Flüchtlinge beigetragen. Das ging letztendlich so weit, dass der jüngste inzwischen auch aus einem teuren geförderten Sprachkurs geflogen ist. Er hat einfach zu oft geschwänzt. Wir können leider in keiner Parallelwelt nachschauen, ob es anders gelaufen wäre, wenn die Helferin sich weniger engagiert hätte. Aus systemischer Sicht betrachtet ist die Wahrscheinlichkeit jedoch sehr groß, dass es für die Aktivität und das Selbstbewusstsein der Flüchtlinge besser gewesen wäre.

Wie können Sie nun für sich erkennen, ob Sie möglicherweise vom Helfersyndrom betroffen sein könnten? Beantworten Sie sich die folgenden Fragen:

- Sind Sie in erster Linie für andere da?
- Können Sie Ihre eigenen Bedürfnisse schlecht äußern?
- Stellen Sie eigene Wünsche zugunsten anderer zurück?
- Tun Sie sich schwer, Nein zu sagen?
- Glauben Sie häufiger, die Lösungen für andere zu haben?
- Haben Sie ein schlechtes Gewissen, wenn Sie nicht helfen?
- Ärgern Sie sich, wenn Sie keine Dankbarkeit für Ihre Hilfe bekommen?
- Ziehen Sie Menschen an, die Probleme haben?
- Helfen Sie auch dann, wenn Sie selbst schon erschöpft und müde sind?
- Setzen Sie sich auch ungefragt für andere ein?
- Gibt Ihrem Leben erst das Helfen einen Sinn?

Je häufiger Sie die Fragen für sich mit Ja beantwortet haben, desto sinnvoller ist es, sich mit dem Thema intensiver auseinanderzusetzen.

Gemeinsam mit anderen Helfern könnten Sie zu klären versuchen, welche Motivation eine positive Auswirkung auf Sie als Mensch hat. Welche Motivation hat generell welche Auswirkung auf den Helfer und auf den Flüchtling? Welche fördert Eigenständigkeit und Selbstbewusstsein der Flüchtlinge? Welche Motivation könnte schaden?

Hinterfragen Sie Ihre eigene Motivation in der Flüchtlingshilfe! Seien Sie ehrlich zu sich selbst – für sich und im Sinne der Flüchtlinge!

Aus Überforderung wird Burn-out

Bereits 1974 beschrieben Freudenberger & North das Phänomen des Burn-outs, das sich zunächst vorwiegend in sozialen Berufen zeigte. Nur ein Idealist, der sehr engagiert ist, bekommt einen Burn-out. Ich muss für eine Sache brennen, um ausbrennen zu können. [21]

Letztendlich lässt sich die Entstehung eines Burn-outs grob als eine länger dauernde Überforderung der eigenen Energiereserven beschreiben. Mittlerweile gibt es dazu sehr viel Literatur und auch unterschiedliche Meinungen und Ansätze. Für dieses Buch hier können wir uns darauf beschränken, ein grobes Verständnis für die Problematik zu entwickeln, damit Sie sich gegebenenfalls selbst auf die Schliche kommen und sich schützen können.

Leider hat das Phänomen Burn-out in letzter Zeit in seiner Verwendung etwas leicht Inflationäres. Selbst Comedians machen sich über das Thema lustig. Mehr als einmal haben Führungskräfte mit den Augen gerollt, sobald es um Burn-out ging. „Das gibt es doch gar nicht. Die Arbeitnehmer verstecken sich hinter diesem Trend." Es mag in der Tat Menschen geben, die sich dahinter verstecken. Und doch ist der Burn-out ein sehr ernstes Thema. Sie wollen keinen haben, glauben Sie mir! Ein echter Burn-out ist kein Spaß.

Auch ehrenamtliche Helfer sind von diesem Phänomen betroffen. Idealistisch brennen viele für das Helfen und vergessen sich dabei. In Kombination mit einem Helfersyndrom befindet sich der eine oder andere möglicherweise mit Tempo 150 auf dem Weg in den Burn-out.

Aus diesem Grund beschreibe ich hier – zugegebenermaßen ein wenig provokant – die Burn-out-Uhr von Freudenberger & North. So haben Sie die Möglichkeit, für sich zu überprüfen, ob Sie sich auf dem Weg in einen Burn-out befinden.

Der Einstieg ist übertriebenes Engagement. Es reicht dem Betroffenen nicht, sich normal zu engagieren. Nein, er ist idealistisch und brennt für die Sache. Sein Einsatz geht über den normalen Umfang weit hinaus und er überschätzt sich selbst. Eigene Bedürfnisse werden zugunsten der Sache zurückgestellt.

Im zweiten Schritt steht das Übernehmen von Aufgaben im Vordergrund. Um dafür zu sorgen, dass die Dinge auch in jedem Fall erledigt werden, delegiert der Mensch nicht mehr. Er kümmert sich um alles lieber selbst. Dann ist es gemacht. Um das zu schaffen, wächst der Arbeitseinsatz weiter. Das bedeutet auch, dass das Privatleben eingeschränkt werden muss.

Nun werden die Erholungsphasen reduziert. Um all die Aufgaben erledigen zu können, die anstehen und die der Betreffende selbst erledigen möchte, beginnt er, weniger zu schlafen. Allerdings gilt es, die fehlenden Erholungszeiten durch legale Drogen auszugleichen. Der Körper fordert seinen Tribut und dann helfen Kaffee, Nikotin und abends auch Alkohol, um runterzukommen. Hat sich Ihr Kaffeekonsum verändert? Rauchen Sie mehr? Ist ein Glas Wein oder gar mehr inzwischen nötig, um einschlafen zu können?

Ja, Sie haben Recht – solche Phasen kennen wir alle. Über einen gewissen Zeitraum ausgeführt ist das ja auch in Ordnung. Doch wehret den Anfängen. Aus einem Burn-out unbeschadet herauszukommen ist eine echte Herausforderung. Fragen Sie sich also ehrlich selbst, inwieweit sie sich in den zugegebenermaßen etwas provokanten Beschreibungen wiederfinden. Ich möchte Sie aufrütteln und sensibilisieren. Was Sie daraus machen, bleibt natürlich Ihnen selbst überlassen.

Vernachlässigung von Grundbedürfnissen: Nachdem die Erholungsphasen reduziert worden sind, wehrt sich der Körper früher oder später. Er braucht ausreichend

Ruhe. Doch das können Sie selbstverständlich ignorieren; viele andere tun das ja auch. Es ist gerade wichtiger, sich weiter zu engagieren. Etwas weniger Schlaf muss reichen. Das jedoch steigert das Stresslevel und so entstehen erste körperliche und geistige Leistungseinbußen. Unser Körper ist darauf ausgerichtet, mit Anforderungen, die wir als Stress wahrnehmen, gut zurechtzukommen. Adrenalin und Noradrenalin helfen uns sogar, noch klarer zu denken. Bleiben die Anforderungen jedoch auf Dauer hoch und fehlen die benötigten Ruhe- und Erholungsphasen, macht sich die ständige Aktivierung des vegetativen Nervensystems bemerkbar. Die inneren Organe werden einseitig be- und damit überlastet. Zudem zeigten sich erste Gedächtnisprobleme. Termine und Absprachen werden nicht eingehalten. Die Leistung nimmt ab. Dafür mehren sich Konflikte mit der Familie, dem Partner oder Arbeitskollegen.

Eine Umdeutung von Werten ist der nächste Schritt in den Burn-out. Anders ausgedrückt: Der Betroffene verschiebt seine Werte. Was früher wichtig für ihn war, tritt in den Hintergrund. Die Aufgabe, in diesem Fall das Helfen, wird immer weiter in den Vordergrund geschoben. Es ist das Einzige, was von Bedeutung ist. Gleichzeitig verändert sich die Wahrnehmung. Vergangenheit und Zukunft haben keine Bedeutung mehr, es zählt nur noch die Gegenwart. Nun könnte man meinen, dass es doch in vielen Lehren darum geht: Lebe in der Gegenwart. Das stimmt, ist hier jedoch nicht gemeint. Es beginnt sich vielmehr ein Gefühl von Abgestumpftheit einzustellen. Funktionalität ist gefragt.

Die vorhandenen Probleme werden verleugnet. Diese jedoch werden immer deutlicher, da vermehrt Fehler auftreten. Gleichzeitig ändert sich der Umgangston. Er wird rauer und härter. Erste Anzeichen von Zynismus stellen sich ein, Ungeduld und mehr oder weniger offene Aggressivität zeigen sich. Längst hat eine Art Schutzmechanismus eingesetzt. Es kann nicht sein, was nicht sein darf.

Inzwischen ist der siebte Schritt erreicht: Rückzug von Freunden und Familie. Sie alle sind gefühlt zu einer Belastung geworden. Jegliche Form von Kritik erlebt der Betroffene als massive Bedrohung und erträgt Feedback nicht mehr. Daher verkriecht er sich lieber und ist allein. Die zunehmende Erschöpfung führt zu einem Gefühl von Hoffnungs- und Orientierungslosigkeit. Ersatzbefriedigungen sind Essen oder auch übermäßiger Alkohol- oder Medikamentenkonsum. Aus dem ehemaligen großen Engagement wird Dienst nach Vorschrift.

Eine Helferin gibt Deutschunterricht. Neben ihrer normalen Arbeitsstelle startet sie voller Eifer in einer Erstaufnahmeeinrichtung. Der Unterricht macht ihr viel Spaß. Sie kniet sich richtig rein, will möglichst viel bewegen. Schleichend verschieben sich ihre Prioritäten. Zugunsten ihrer ehrenamtlichen Tätigkeit hört sie auf, regelmäßig Sport zu treiben, und vertröstet ihre Freundinnen. Sie sollen einfach mitkommen und sich auch engagieren. Um den Unterricht noch besser zu gestalten, liest sie Bücher, informiert sich im Internet. All das passiert neben der Vollzeitstelle und dem „sichtbaren" Engagement. „Schlaf wird überwertet", antwortet sie ihrem Partner lachend, der sie darauf aufmerksam macht, dass sie morgens häufig müde aussieht. Dann passieren ihr nach und nach immer mehr Fehler im Beruf. Sie wirkt angespannt, wird schnell ungeduldig. Kollegen und auch der Partner beschweren sich über ihren aggressiven Ton. Auch in der Erstaufnahmeeinrichtung blafft sie manche ihrer Schüler an, wenn sie Fehler machen. Nach einer Tätigkeit voller Spaß sieht es nicht mehr aus. Eher wie Dienst nach Vorschrift. Einen Dienst, den sie ja nun mal übernommen hat. Sie kann doch jetzt nicht aufhören.

Verhaltensänderungen vertiefen sich. Jede weitere Aufgabe, jede weitere Anforderung erlebt der Betroffene nun als massive Belastung. Was auch immer andere zu ihm sagen, er hört Kritik darin. Erinnern Sie sich an die vier Seiten einer Nachricht? Alles kommt auf der Beziehungsebene an. Gleichzeitig werden viele apathisch, alles scheint egal zu sein.

Noch einen Schritt weiter empfinden Sie ein Gefühl von Entfremdung. Das sind gar nicht mehr Sie selbst. Es ist nur noch eine Art Maschine, die funktioniert. Stellen Sie sich vor, Sie haben ein Gefühl von Sinnlosigkeit in ihrem Leben. Durch die weitere Vernachlässigung der Gesundheit verschärfen sich die Probleme natürlich weiter. Es ist sowieso kaum noch Energie da. Ungesundes Essen, weiterhin zu wenig Schlaf oder Abhängen vor dem Fernseher bringen die Energie nicht zurück. Nach wie vor schaffen es viele nicht, die Notbremse zu ziehen und sich Hilfe zu holen. Zähne zusammenbeißen und durch, heißt die Devise.

Wer so viel gegeben hat, ohne sich um sich zu kümmern, spürt eine innere Leere, fühlt sich leer, erschöpft und ausgelaugt. Dazu können sich Ängste und Panikattacken einstellen. Wie die entstehen? Wann immer Anforderungen von außen auf uns treffen, werden diese unbewusst blitzschnell bewertet. Handelt es sich um eine Gefahr oder eine Herausforderung? Habe ich ausreichend Ressourcen und Kompetenzen, um die Anforderung zu bewältigen? In dem Stadium des Burn-outs dürfte die innere Bewertung nicht positiv ausfallen. Die Reserven sind bereits viel zu niedrig. Folglich entsteht ein Gefühl von Angst: „Das schaffe ich nicht, ich kann nicht mehr." Meine Kollegin Danie Beaulieu würde sagen, dass innere GPS meldet sich nun sehr deutlich und sagt: „Bitte wenden. Sie sind auf dem falschen Weg."

Eine Depression ist der vorletzte Schritt bis zum kompletten psychischen und körperlichen Zusammenbrauch. Viele Betroffene sind völlig verzweifelt und hoffnungslos. Sie wissen überhaupt nicht mehr weiter. Innerlich ausgelaugt und erschöpft wünschen sie sich, einfach nur noch im Bett liegen bleiben zu können und nicht mehr aufzuwachen. Suizidgedanken sind durchaus möglich.

Steht die Uhr dann auf zwölf, folgt der körperliche und psychische Zusammenbruch. Manchmal ist die Erschöpfung so ausgeprägt, dass es zunächst nur noch darum geht, zu schlafen und sich auszuruhen. Körperliche Erkrankungen des Immunsystems, von Herz und Kreislauf sind genauso möglich wie Magen- und Darmprobleme. Hier handelt sich es sich um einen absoluten Notfall.

Die einzelnen Phasen verlaufen nicht unbedingt chronologisch, manche gehen ineinander über oder entstehen zeitgleich. Wenn Sie an sich oder Kollegen aus dem Helferkreis fortgeschrittene Symptome erkennen, sprechen Sie es an. Holen Sie sich Hilfe, ziehen Sie die Notbremse. Es hilft niemandem – und am wenigsten den Flüchtlingen –, wenn Sie in einen Burn-out schlittern. Um anderen helfen zu können, muss ich mich gut um mich selbst kümmern.

Erinnern Sie sich an den Fall am Berliner Landesamt für Gesundheit und Soziales („Lageso“) im letzten Winter? Es tauchte eine Meldung in der Presse auf, dass ein Syrer am Lageso verstorben sei, weil er krank auf seinen Termin warten musste und in der Kälte stand. Letztendlich stellte sich heraus, dass der Helfer die Geschichte frei erfunden hatte.[22] Er war so verzweifelt und aggressiv darüber, dass es nicht vorwärts ging, dass er sich dachte, er müsse zu drastischen Maßnahmen greifen. Hier stellt sich die Frage, ob er möglicherweise auf dem Weg in einen Burn-out war und daher im übertragenen Sinne so „ausrastete“.

Das, was für alle Menschen in sozialen Berufen gilt, gilt auch für Sie: Kümmern Sie sich gut um sich selbst!

Den eigenen Akku wieder auffüllen

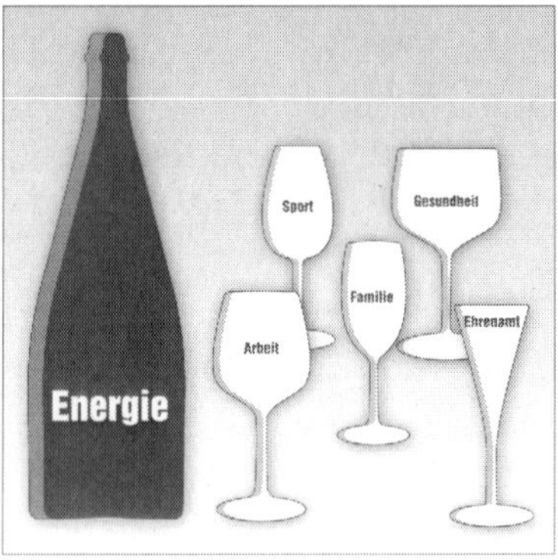

Wenn Sie sich die Grafik anschauen, dann sehen Sie, dass die Energieflasche ganz schön groß ist. Doch wenn man aus dieser Flasche immer nur die Gläser auffüllt, dauert es nicht lang und die Flasche ist leer. Keine Energie mehr vorhanden.

Der Körper zeigt uns genau, wenn wir auf dem falschen Weg sind. Sie können das selbstverständlich ignorieren … Am Ende des Weges könnte, wie im vorherigen Kapitel beschrieben, dann ein Burn-out stehen. Den bekommen nur Menschen, die idealistisch und engagiert sind. Wenn Sie Betroffene fragen, werden die Ihnen sagen, dass es sich nicht lohnt, selbst einen Burn-out zu bekommen. Sorgen Sie also vor: Füllen Sie Ihre Energiebatterien wieder auf.

Was sagt das Stressmanagement dazu? Reicht es, sich als Ausgleich auf das Sofa zu setzen und sich vom Fernseher berieseln zu lassen? – Nein, meistens nicht. Klar ist so ein Abend auf der Couch eine schöne Abwechslung und manchmal ist man so müde, dass nichts anderes mehr möglich ist. Besser jedoch ist es, für sich herauszufinden, was Ihnen neue Energie bringt.

Im Folgenden stelle ich Ihnen ein paar typische Dinge aus dem Stressmanagement vor. Vielleicht kennen Sie all diese Punkte bereits und es dient als Erinnerung. Möglicherweise ist manches auch neu für Sie.

Positive Aktivitäten

Wann haben Sie das letzte Mal die kleinen Dinge des Alltags getan, die Ihnen Freude machen? Das kann eine Tasse Kaffee mit Kuchen in einem netten Café sein oder ein gutes Buch in der Badewanne. Wissen Sie eigentlich für sich genau, welche Tätigkeiten Ihnen Freude machen und Ihnen Energie bringen?

Dazu haben Sie keine Zeit? Es ist schon lange her, dass Sie das letzte Mal derlei Dinge für sich gemacht haben? Sie wissen schon gar nicht mehr, was Ihnen Freude macht? Dann wird es dringend Zeit für positive Aktivitäten, solche, die Ihnen persönlich viel Spaß machen. Vielleicht etwas, das Sie früher gern gemacht haben und das in Vergessenheit geraten ist. Es könnte auch sein, dass Sie Neues für sich entdecken.

Wichtig ist, es zu tun. Dabei geht es weniger um den großen Urlaub, sondern wirklich um die kleinen Dinge im Alltag:

- Einen Spaziergang mit dem Hund bewusst genießen.
- Barfuß durch den Regen laufen.
- Ein entspanntes Telefonat mit Freunden.
- Einen Besuch im Theater, schön angezogen.

Wenn Sie keine Lust auf so etwas haben, geben Sie sich selbst einen Tritt. Oft ist es doch so, dass wir am liebsten auf dem Sofa sitzen geblieben wären und im Nachhinein froh sind, dass wir uns doch aufgerafft haben.

Machen Sie sich eine kleine Liste mit all den Dingen, die Ihnen Spaß machen, und verabreden Sie mit sich selbst, jede Woche mindestens eine positive Aktivität umzusetzen.

Sport oder Bewegung

Manche Menschen haben ein natürliches Bedürfnis nach Bewegung. Andere lieben Sport überhaupt nicht. Wofür könnte Bewegung im Zusammenhang mit Ihrer ehrenamtlichen Arbeit sinnvoll sein? Das ist einfach zu erklären. Dieses gesamte Büchlein handelt davon, wie Sie als Laie mit emotional belasteten Menschen umgehen können. Wie bereits im Kapitel über die „Ansteckungsgefahr" von Traumata beschrieben, können die gehörten Geschichten für Sie auch eine Belastung und damit Stress bedeuten. Unser Körper reagiert hier wie in der Steinzeit. Er weiß nicht, dass Sie in Deutschland und im 21. Jahrhundert leben. Ihr Körper reagiert auf Stress mit der Aktivierung des Programms für Flucht oder Angriff. Das ist eine sehr körperlich orientierte Reaktion, die viel Energie freisetzt.

Es kann daher sinnvoll sein, diese Energie in Form von Sport oder sonstiger Bewegung abzubauen. Es ist die natürliche Antwort auf den Stress, dem Sie ausgesetzt waren. Das gilt übrigens auch für den ganz normalen Stress im Alltag.

Entspannung

Kinder bis zum Alter von sieben Jahren können sich überall und tief entspannen. Dann kommen sie in die Schule und verlernen es. Dem Körper eine Auszeit zu gönnen, ist wichtig; Entspannungstraining wird in Deutschland unterschätzt. Viele Menschen haben wenig Gespür für ihren Körper und merken erst, wenn die Muskeln richtig wehtun, wie verspannt sie sind. Nein, ich spreche nicht davon, dass es ums Schlafen geht. Schlaf ist wichtig, doch das hat mit Entspannung nichts zu tun. In diesem Fall geht es um aktive Entspannung mittels eines anerkannten Verfahrens.

Ihr Körper arbeitet meist auf Hochtouren. Der Teil unseres vegetativen Nervensystems, der für diese Aktivierung zuständig ist, heißt Sympathikus. Er leistet uns gute Dienste, doch wird er über Gebühr beansprucht. Hat Ihr Organismus nicht genug Ruhepausen, schädigt das auf lange Sicht Ihre inneren Organe. Es setzt das Immunsystem herab und sorgt für eine erhöhte Schmerzwahrnehmung. Der Gegenspieler des Sympathikus heißt Parasympathikus und sorgt dafür, dass der Körper zur Ruhe kommt. Das vegetative Nervensystem können Sie kaum bewusst beeinflussen. Mit gezieltem Entspannungstraining jedoch geht es.

Wussten Sie, dass die meisten Hochleistungssportler inzwischen mit Mentaltraining arbeiten? Der Kopf entscheidet über Gewinnen oder Verlieren. Diese Sportler sind alle körperlich sehr gut trainiert und fit. Training mit inneren Bildern lässt sie die Leistung auch in Wettkampfsituationen abrufen und die ideale Körperbewegung verankern. Wer bei Übertragungen im Fernsehen genau hinschaut, kann das sogar beobachten: bei Skifahrern oder Schwimmern kurz vor dem Start. Abfahrtsläufer versenken sich kurz vor dem Start in ihre inneren Bilder. Von außen ist an kleinen Bewegungen sichtbar, dass sie in dem Moment schon in Gedanken den Hang hinunterfahren. Franziska van Almsick hatte einen Trainer, der ihr beigebracht hat, kurz vor dem Start dreimal an einem Ring zu drehen, sozusagen als Auslöseknopf für das Abrufen der Höchstleistung. – Was die Sportler können, können auch Sie für sich nutzen!

Das Mentaltraining wurde von Lars-Eric Unestahl erfunden. Bereits in den 1980er-Jahren hat er die ersten Sportler bei den Olympischen Spielen betreut. Bevor Lars-Eric mit Sportlern auf der mentalen Ebene arbeitet, bringt er ihnen und ihren Körpern wieder bei, sich in kurzer Zeit tief zu entspannen. Aktiv zu entspannen. Über mehrere Wochen trainieren die Athleten mit progressiver Muskelentspannung, um dem Körper wieder beizubringen, wie es sich anfühlt, loszulassen. Dieses Verfahren geht auf Edmund Jacobson zurück. Kurz gesagt ist das Entspannung durch Anspannung. Gezielte Anspannung und anschließend gezielte Entspannung von bestimmten Muskelgruppen führt nach der körperlichen auch zu psychischer Entspannung. Jacobson selbst arbeitete mit fünfundzwanzig Muskelgruppen. Das hat natürlich schon viel Zeit erfordert. Das Verfahren aus den 1930er-Jahren wurde weiterentwickelt und auf unsere heutigen Bedürfnisse angepasst. Bernstein und Borcovec beginnen zum Beispiel mit sechzehn Muskelgruppen, die nach und nach auf sieben und vier Muskelgruppen gekürzt werden. Nach regelmäßiger Anwendung haben die Teilnehmer gelernt, innerhalb weniger Minuten den Parasympathikus zu aktivieren. Nicht nur das, sie entwickeln zur gleichen Zeit eine deutlich bessere Körperwahrnehmung. So spüren sie schon früh die steigende Anspannung und können gegensteuern.

Ein zweites in Deutschland sehr bekanntes Verfahren ist das Autogene Training. Es wurde von Johannes Heinrich Schulz in Berlin entwickelt. Obwohl zur gleichen Zeit wie Jacobsons Progressive Muskelentspannung entstanden, fokussiert das Autogene Training rein auf Vorstellungskraft und arbeitet mit sechs Formeln. Diese werden innerlich mehrmals wiederholt und wirken über Bilder auf den Körper. Man könnte sagen, es handelt sich um eine Art standardisierte Selbsthypnose. Neben der körperlichen Entspannung widmet sich das Autogene Training mit dem Formelhaften Vorsatz ganz gezielt dem Erreichen von psychologischen Zielen.

Die Arbeit mit inneren Bildern in Form der Selbsthypnose ist eine weitere Möglichkeit, um sich gut zu entspannen und neue Kraft zu tanken. In diesem Fall geht es selbstverständlich um Techniken aus der klinischen Hypnose, die mit der Showhypnose nichts zu tun hat. Viele Menschen haben nach wie vor Sorge, sie könnten in Hypnose die Kontrolle verlieren. Was für ein Irrtum. Eher das Gegenteil ist der Fall. Hypnose ist ein besonderer Bewusstseinszustand, in dem man sich auf eine bestimmte Sache konzentriert und alles um sich herum vergisst. Dr. Gunther Schmidt, ein Arzt und Therapeut aus Heidelberg, sagt immer: Wir hypnotisieren uns alle durch den Alltag. Das zeigt sich zum Beispiel bei der sogenannten Autobahnhypnose. Ist es Ihnen auch schon passiert, dass Sie auf der Autobahn unterwegs waren und die letzten drei Ausfahrten nicht bewusst mitbekommen haben? Plötzlich sind Sie viele Kilometer weiter, ohne dass Sie es gemerkt haben. Ein anderes Beispiel ist das Eintauchen mit allen Sinnen in ein Buch. Die Geschichte ist so fesselnd, dass man förmlich die Hauptpersonen vor sich sieht und sie sprechen hört. Der Alltag verliert völlig an Bedeutung. Diese Art Hypnose kennen viele Menschen und sind sich gar nicht bewusst, dass es sich um Hypnose handelt. Nun lässt sich Hypnose in vielen Fällen nutzen, um mit inneren Bildern bestimmte Entwicklungen zu fördern oder Ziele zu erreichen. Sie haben sicherlich schon von Rauchentwöhnung mit Hypnose gehört oder von der Möglichkeit, statt einer Spritze beim Zahnarzt mit Hypnose zu arbeiten. Innere Bilder können weit mehr, als wir alle denken. Für Helfer sind zum Beispiel folgende Themen denkbar: Manche Menschen sind so sensibel, dass sie sich die Geschichten der Flüchtlinge noch mehr zu Herzen nehmen als andere. In so einem Fall könnte es nützlich sein, sich eine Art Schutzkugel zu kreieren, die einen im besten Sinne des Wortes vor zu viel Energieverlust schützt. Andere wieder entwickeln einen inneren Wohlfühlort für sich, um dort neue Energie und Kraft zu tanken. Wenn Sie sich mit dieser Art Arbeit mit inneren Bilder schon auskennen, fallen Ihnen vielleicht noch weitere Anwendungsfelder ein. Für diejenigen unter Ihnen, die damit noch nicht vertraut sind, ist das eine Gelegenheit, etwas Neues für sich zu entdecken.

Sie finden über den folgenden Link die Möglichkeiten, sich auf meiner Homepage vier Audiotracks herunterzuladen. Probieren Sie für sich aus, welche Methoden Ihnen persönlich am meisten helfen. Achtung: Keiner dieser Tracks ist für das Hören beim Autofahren geeignet![23]

www.fürst-class.org/Downloads/

Gutes Essen

Manche Ehrenamtliche sind so engagiert und eingespannt, dass sie sich nicht einmal mehr die Zeit nehmen, um in Ruhe zu essen. Nichts gegen Fastfood, das macht ab und zu mal Spaß und kann auch schmecken. Doch wenn Sie auf lange Sicht leistungsfähig sein wollen, freut sich auch Ihr Körper, wenn Sie auf ihn Rücksicht nehmen. Das bedeutet, gezielt auf die Ernährung zu achten, anstatt nebenbei, während Sie von einem Termin zum nächsten hetzen, zu essen.

Die angesprochenen Punkte sind nur Teile aus dem Feld des Stressmanagements. Wenn Sie neugierig geworden sind, welche anderen Techniken für Sie hilfreich sein könnten, finden Sie im Anhang weitere Literatur.

Fazit

Der Umgang mit traumatisierten Flüchtlingen ist eine Herausforderung für Ehrenamtliche und Lehrer, die im Regelfall über keine psychologische Ausbildung zum Thema Trauma verfügen. Um weder den Flüchtlingen noch sich selbst zu schaden, ist es wichtig, ein Grundverständnis des Phänomens Trauma zu haben. Im Zusammenhang mit der Entstehung eines Traumas und möglichen Folgen zeigt sich, dass nicht jeder Mensch, der schreckliche Dinge erlebt hat, automatisch traumatisiert sein muss. Im Gegenteil, immer wieder entsteht durch das Erleben eines Traumas inneres Wachstum, das zu sinnvollen und guten Veränderungen im Leben führen kann.

Wenn Sie mit traumatisierten Flüchtlingen arbeiten, sollten Sie sich darüber im Klaren sein, dass das Wissen und Ihre Vorannahmen zum Thema Trauma einen großen Einfluss darauf haben, wie Sie sich gegenüber den Menschen, die Sie betreuen, verhalten: Wenn ich in jedem Flüchtling, der Schlimmes erlebt hat, einen Menschen mit potentiellen psychischen Problemen sehe, schränkt das meine Wahrnehmung ein und wird damit Veränderungen in meinem Verhalten bewirken. Die sich selbst erfüllende Prophezeiung könnte in diesem Fall lauten, dass der Mensch beschützt und umsorgt werden muss, da er traumatisiert ist und nicht ausreichend für sich selbst sorgen kann. Doch welche Folgen kann das für die betroffene Person haben? Für manche Menschen ist genau das richtig: umsorgt werden und viel Unterstützung erfahren. Doch was ist mit all den Flüchtlingen, die kein Trauma erlitten haben oder weniger unter den Folgen leiden? Wie fühlen sie sich, wenn sie immer wieder direkt oder auch unausgesprochen die Botschaft bekommen „Lass mal, ich mache das besser für dich, du schaffst das nicht"? Welche langfristigen Konsequenzen hat es für ihr Selbstbewusstsein und ihre Eigeninitiative? Es ist hier sehr wichtig, sich als Helfer klar über die Botschaften zu sein, die unausgesprochen gesendet werden!

In der Begegnung mit Traumatisierten gilt es, ein paar Fettnäpfchen zu vermeiden, in die man als Ehrenamtlicher oder Lehrer hineingeraten kann. Behalten Sie im Blick, dass zu viel Beschäftigung und zu häufiges Sprechen über das Trauma, besonders wenn es vom Helfer ausgeht, eher dazu führt, dass die Erlebnisse noch tiefer im Gedächtnis verankert werden. Auch gut gemeinte Ratschläge sind nicht wirklich hilfreich und spiegeln eher die Ohnmacht des Helfenden wider, der nicht weiß, wie er reagieren soll.

Hilfreicher ist es, wenn Sie gegenüber dem traumatisierten Menschen eine gute Einstellung wählen. Sehen Sie nicht nur Hilflosigkeit und Schwäche. Machen Sie sich vielmehr klar, dass Sie es mit erwachsenen Menschen zu tun haben, die mit ihrer positiven Hilfestellung auch Schlimmes verarbeiten können. Struktur, Sport und die Einbindung in Alltagsaufgaben sind weitere wichtige Punkte, die ein Gefühl von Sicherheit vermitteln. Für den Notfall gibt es Techniken wie die Orientierung im Hier & Jetzt, Klopfen oder Atemtechniken. Alles aus dem Notfallkoffer soll helfen, um aus Angst oder Flashbacks aussteigen zu können. Bitte denken Sie daran, dass die Behandlung einer Traumafolgestörung in die Hände von Fachleuten gehört. Informieren Sie die zuständigen Betreuer, oder wenden Sie sich direkt an Psychosoziale Zentren für Flüchtlinge, die lokal sehr gut mit entsprechend spezialisierten Psychotherapeuten vernetzt sind.

Bei der Begegnung mit Traumatisierten geht es nicht nur um den Betroffenen, sondern auch um die Helfer. Ein Trauma kann ansteckend sein und der Umgang mit traumatisierten Menschen kostet viel Kraft. Nur wenn Sie sich gut um sich selbst kümmern und Ihre eigenen Grenzen kennen, können Sie auf Dauer anderen Menschen wirksam und hilfreich zur Seite stehen. Hinterfragen Sie Ihre eigene Motivation zu helfen und achten Sie gut auf Ihre Grenzen. Idealismus und Engagement sind eine tolle Sache, doch ein Zuviel kann in einen Burn-out führen und davon hat am Ende niemand was. Sorgen Sie für sich! Tauschen Sie sich mit anderen aus, verfolgen Sie eigene positive Aktivitäten, üben Sie Entspannungsverfahren und bewegen Sie sich, um Stresshormone abzubauen.

Sie alle leisten wertvolle Arbeit für die Menschen, die in ihrer Not nach Deutschland geflüchtet sind. Ich hoffe, dass dieses Buch Sie mit praktischen Tipps dabei unterstützt, Ihrer wichtigen Aufgabe gewachsen zu sein und wünsche Ihnen viele schöne Begegnungen.

Anmerkungen

1 https://www.bpb.de/politik/innenpolitik/flucht/218788 /zahlen-zu-asyl-in-deutschland

2 BundesPsychotherapeutenKammer: BPtK-Standpunkt: Psychische Erkrankungen bei Flüchtlingen, September 2015, siehe http://www.bptk.de/uploads/media/20150916_BPtK-Standpunkt_psychische_Erkrankungen_bei_Fluechtlingen.pdf

3 Dima Zito, Ernest Martin: Umgang mit traumatisierten Flüchtlingen. Ein Leitfaden für Fachkräfte und Ehrenamtliche, Weinheim 2016, S. 52f.

4 Eine Auflistung aller psychosozialen Zentren für Flüchtlinge findet sich hier: www.baff-zentren.org.

5 Robyn Norton, Olive Kobusingye: *Injuries*, in: New England Journal of Medicine. 2013; Band 368, Ausgabe 18 vom 2. Mai 2013, S. 1723–1730.

6 Klaus Lieb, Sabine Frauenknecht, Stefan Brunnhuber: Intensivkurs Psychiatrie & Psychotherapie, München 2008, S. 261.

7 Bessel van der Kolk: Verkörperter Schrecken. Traumaspuren in Gehirn, Geist und Körper und wie man sie heilen kann. Lichtenau [2]2016. Michaela Huber: Trauma und die Folgen. Paderborn 2003, S. 37ff.

8 Huber: Trauma und die Folgen, S. 43ff.

9 BundesPsychotherapeutenKammer – Psychische Erkrankungen bei Flüchtlingen, S. 6.

10 Christine Knaevelsrud: Psychische Erkrankungen bei Flüchtlingen – Prävalenz, Symptome, Verlauf und Behandlung, S. 12. http://www.bptk.de/uploads/media /20151020_vortrag_prof-dr-christine-knaevelsrud_versorgung_psychisch_kranker_fluechtlinge.pdf

11 Horst Dilling, Werner Mombour, Martin H. Schmidt: Internationale Klassifikation psychischer Störungen: ICD-10. Bern 2004, S. 168. Lieb, Frauenknecht, Brunnhuber: Intensivkurs Psychiatrie und Psychotherapie, S. 262. Hans-Jürgen Möller, Gerd Laux, Arno Deister: Psychiatrie und Psychotherapie. Stuttgart 2001, S. 231ff.

12 Dilling, Mombour, Schmidt: Internationale Klassifikation psychischer Störungen, S. 170. Möller, Laux, Deister: Psychiatrie und Psychotherapie, S. 235ff. Lieb, Frauenknecht, Brunnhuber: Intensivkurs Psychiatrie und Psychotherapie, S. 264.

13 Dilling, Mombour, Schmidt: Internationale Klassifikation psychischer Störungen, S. 139ff. Möller, Laux, Deister: Psychiatrie und Psychotherapie, S. 82ff. Lieb, Frauenknecht, Brunnhuber: Intensivkurs Psychiatrie und Psychotherapie, S. 155ff.

14 Andreas Maercker, Rita Rosner (Hg.): Psychotherapie der posttraumatischen Belastungsstörung. Stuttgart 2006, S. 17.

15 Richard E. Tedeschi, Lawrence G. Calhoun: Trauma and Transformation: Growing in the Aftermath of Suffering, Thousand Oaks 1995.

16 George A. Miller: *The Magical Number 7, Plus or Minus Two: Some Limits on Our Capacity for Processing Information*, in: Psychological Review, 1956, Band 63, S. 81–97, hier S. 81–89.

17 Danie Beaulieu: Sind wir Primat, Automat oder Diplomat: Mentales Stärken 2015, Müllheim-Baden 2015.

18 Albert Mehrabian, Morton Wiener: Decoding of inconsistent communications, in: Journal of Personality and Social Psychology, Vol 6(1), May 1967, S. 109-114.

19 Robert Rosenthal, Lenore Jacobson: Pygmalion im Unterricht. Weinheim 1971.

20 Friedemann Schulz von Thun: Miteinander Reden 1, Reinbek 1998, S. 97ff.

21 Herbert J. Freudenberger: Staff Burn-Out. In: Journal of Social Issues, 30. Jg, Nr. 1 (1974), S. 159 – 165.

22 Vgl. http://www.zeit.de/gesellschaft/zeitgeschehen/2016-01/berlin-lageso-fluechtling-gestorben.

23 Im Anhang finden Sie einen der Texte, „Ort der Ruhe“, auch abgedruckt.

Dank

Ich danke den Teilnehmern meiner Seminare und Workshops zum Thema „Umgang mit traumatisierten Flüchtlingen“ für ihre Fragen und Anregungen, die mir den roten Faden für dieses Buch geliefert haben.

Besonders möchte ich mich bei Tom Hartmann für die Grafiken, bei Marianne Kwincz für den fachlichen Austausch und bei Christiane Schweitzer für die inhaltliche Auseinandersetzung bedanken.

Mein Dank gilt auch allen Menschen, die mich als Lehrer auf meinem Weg als Therapeutin begleitet haben. Namentlich erwähnen möchte ich Dr. Manfred Prior, der mir den Anstoß zu diesem Buch gegeben hat, und Dr. Gunther Schmidt, dessen hypnosystemisches Gedankengut mich seit langer Zeit begleitet.

Danke an alle Freunde und Teilnehmer meiner Seminare, die mir durch ihre Tipps und Rückmeldungen ermöglicht haben, zu der Trainerin zu werden, die ich heute bin. Hier sind es die Hilfe und Zusammenarbeit mit Thomas Fritzsche, die meine Entwicklung besonders gefördert haben.

Anhang

Vorlesegeschichte für den Unterricht: Geo, der Geier

Warum alle gleich und doch einzigartig sind

An einem wunderschönen Tag ist Bruno, der kleine braune Affe, wie so oft auf dem Weg durch die Savanne und das Buschland. Er ist einfach neugierig, möchte jeden Tag etwas Neues entdecken und gern seine Freunde besuchen.

Heute freut er sich auf Miss Sophie, die Giraffe, die mit majestätischen Schritten durch die Savanne schreitet, an jeder Akazie einen kleinen Stopp macht und mit ihrer langen Zunge die Blätter abzupft.

Bruno wundert sich immer wieder, wie Miss Sophie das macht, ohne sich an den Stacheln, die die Akazien haben, zu piksen. Er schaut neugierig zu, wie die Giraffe ganz geschickt mit ihrer langen blauen Zunge die Blätter abzupft und sie dann genüsslich kaut.

„Wie machst du das nur?", will Bruno von Miss Sophie wissen.

Die lächelt und antwortet: „Bruno, jeder ist ganz einzigartig und jedes Tier kann manche Dinge ganz besonders gut, die andere Tiere nicht können. Habe ich dir die Geschichte von Geo, dem Geier, erzählt?"

Bruno schüttelt den Kopf und schaut Sophie erwartungsvoll an: „Erzählst du sie mir?"

„Vor einiger Zeit traf ich Geo, den Geier, der sehr traurig auf einer Akazie saß und versuchte, sich zwischen den Blättern zu verstecken. Du weißt ja, Bruno, dass ich wirklich eine gute Übersicht habe. Mein langer Hals erleichtert es mir, bis in die höchsten Zweige der Akazien zu gucken."

Bruno nickt und ist gespannt zu erfahren, warum Geo sich verstecken wollte.

„Geo ist noch ein recht junger Geier und er war richtig ängstlich. Ich habe ihn gegrüßt und gefragt, was er denn mitten in der Akazie macht und wieso er sich versteckt. Er hat mich sehr misstrauisch angeschaut, und ich hatte den Eindruck, er wartet auf irgendetwas."

„Auf was hat Geo denn gewartet?", will Bruno wissen.

„Stell dir vor", antwortet Miss Sophie, „Geo hat darauf gewartet, dass ich ihn auslache."

Bruno ist verdattert. „Warum hättest du ihn denn auslachen sollen?"

Miss Sophie erzählt weiter: „Geo war in der Vogelschule und wurde dort ausgelacht. Du weißt ja, alle Tiere gehen in die Schule und es gibt auch eine Schule speziell für Vögel. Ist ja auch einfacher, nicht wahr? Jede Klasse hat einen eigenen Baum mit vielen Ästen, auf denen die unterschiedlichen Vögel sitzen können. So hat jeder seinen Platz, der Baum spendet Schatten und der Unterricht kann losgehen. Als Geo neu in die Klasse kam, kannten sich die anderen Vögel schon alle. Geo hatte sich so richtig darauf gefreut, neue Freunde kennenzulernen, und war so neugierig auf die anderen Vögel. Doch dann hat er die Erfahrung gemacht, dass die anderen Vögel gar nicht so interessiert an ihm waren und auch nicht wirklich was mit ihm zu tun haben wollten."

Bruno versteht die Welt nicht mehr. „Wieso das denn nicht?" Er findet es ja immer sehr spannend, neue und andere Tiere kennenzulernen.

„Na ja, Bruno, nicht alle Tiere sind so wie du. Die anderen Vögel haben Geo zwar auch erst mal neugierig angeguckt, doch dann haben sie damit begonnen, ihn zu ärgern. Geo ist ja ein Geier, und Geier haben nun mal einen nackten Hals ohne Federn. Da kann er mit dem bunten Gefieder von Marie, dem Papagei, nicht mithalten. Erinnerst du dich, wie wunderschön bunt sie ist? Und das Flamingomädchen Flavia ist auch hübsch anzusehen mit ihren schönen rosa Federn."

„Miss Sophie, ein Strauss hat doch auch keine Federn am Hals, oder?"

„Stimmt", sagt die Giraffe, „die Webervögel sind auch nicht so schön bunt wie die Papageien. Die anderen Vögel haben sich nicht nur über das Aussehen von Geo lustig gemacht. Sie fanden es überhaupt eklig, dass er sich anders ernährt, als sie es tun, und haben Geo aus ihrer Gemeinschaft ausgeschlossen. Geo hat am Anfang versucht, ganz besonders nett zu den anderen Vögeln zu sein, um Anschluss in der Klasse zu bekommen, doch irgendwann ist er immer unsicherer geworden. Er hatte schon morgens Angst, wenn er in die Vogelschule fliegen sollte, und abends konnte er nicht mehr einschlafen vor lauter Bauchweh."

„Oh je, der arme Geo." Bruno fühlt mit dem Geier, er kann sich vorstellen, dass es ganz schrecklich sein muss, wenn man nicht dazugehört. „Miss Sophie, erinnerst du dich noch an meinen Freund Leo, den Leoparden? Weißt du noch, als der so krank war und seine Flecken verloren hat? Der hatte auch ganz große Angst, dass die anderen Tiere über ihn lachen, weil er so ganz anders aussah als andere Leoparden."

„Natürlich erinnere ich mich daran und auch daran, dass er Emma vor dem Krokodil gerettet hat. Das war eine spannende Geschichte und eine tolle Erfahrung für Leo. Anders zu sein als all die anderen und ausgerechnet dadurch dem Zebra Emma das Leben zu retten. Bei Geo war es nicht ganz so. Soll ich mit der Geschichte von Geo fortfahren?"

Bruno nickt.

„Geo hat mir mit Tränen in den Augen erzählt, dass die anderen Vögel ihn so richtig abgelehnt, verspottet und gemobbt haben. An dem Tag, als ich ihn in der großen Akazie entdeckt habe, war es ganz besonders schlimm gewesen und Geo hat sich nicht mehr in die Schule getraut. Er ist einfach davongeflogen und hat sich im Baum versteckt. Als Erstes habe ich ihn getröstet und ihm gesagt, dass jedes Tier gleich und doch auch anders und ganz besonders ist, denn jedes Tier auf der Welt ist einzigartig und hat einzigartige Talente und Fähigkeiten."

Bruno denkt kurz nach. Er überlegt, was an ihm besonders ist und was an all seinen Freunden besonders ist. Dann nickt er: „Ich glaube, du hast recht, Miss Sophie, alle meine Freunde sind unterschiedlich. Sie sehen anders aus und sie können unterschiedliche Dinge. Anton, das Kamel, kann lange ohne Wasser auskommen. Die Affen können sich von Baum zu Baum schwingen. Die Geparde können so schnell laufen wie sonst kein Tier und die Elefanten können trotz ihrer Größe so leise gehen, dass man sie nicht hört. Nur, was können denn die unterschiedlichen Vögel Besonderes?"

„Das werde ich dir gleich erzählen. Ich hatte nämlich beschlossen, mit Geo in die Vogelschule zurückzukehren, um mit den anderen Vogelkindern zu sprechen. Wir haben uns gemeinsam auf den Weg gemacht, Geo durfte auf mir reiten und ich glaube, er war fast ein bisschen stolz darauf. Als wir in der Vogelschule ankamen, haben die anderen Vögel aus seiner Klasse neugierig geguckt und wollten wissen, warum ich mitgekommen bin. Ich habe mich vorgestellt und ihnen erzählt, dass Geo sehr traurig darüber ist, dass die anderen Vögel nicht mit ihm befreundet sein wollen. Da waren manche von ihnen sehr betroffen und plötzlich ganz still. Ich habe ihnen davon erzählt, dass jedes Tier ganz anders ist, ganz besonders und doch gleich viel wert. Gemeinsam haben wir die einzelnen Vögel in der Klasse von Geo betrachtet und überlegt, was ihre Talente und Besonderheiten sind."

Bruno kann kaum still sitzen, so aufgeregt ist er nun: „Bitte erzähl mir, was ihr herausgefunden habt!"

Miss Sophie fährt fort: „In Geos Klasse gibt es Pelikane, Strauße, Webervögel, Papageien, Eulen, Flamingos und Geo. Wir haben festgestellt, dass jeder Vogel schon ganz anders aussieht. Einer war in der Mitte und wir haben ihn angeschaut. Seine Größe, sein Gefieder, seine Farben, seine Füße und auch seinen Schnabel. Dabei hat jeder Vogel für sich überlegt, was an dem anderen hübsch anzuschauen ist und was er Besonderes kann.

Die Pelikane haben ein tolles weißes Gefieder und ihr Schnabel ist auf der Unterseite so weich, dass sie ganz viele Fische damit fangen können.

Die Webervögel sind klein und gelb. Sie können fantastische Nester aus Grashalmen bauen, richtige kleine Kunstwerke.

Das schwarz-weiße Gefieder der Strauße sieht hübsch aus und ihr Hals ist nackt, wie bei Geo. Sie können unglaublich schnell rennen und bewachen ihr Nest ganz besonders mutig.

Die Flamingos sind ja rosa, das kommt von ihrem Futter, und manche Flamingos können sogar in einem Salzsee überleben, in dem sonst niemand anderes leben könnte.

Eulen sehen ganz verschieden aus. Tagsüber sind sie meist ein bisschen müde, da ihre Zeit die Nacht ist. Sie können fantastisch sehen, wenn viele andere Tiere kaum die Hand vor Augen erkennen würden.

Papageien sind meist wunderbar bunt, so schillernd und hübsch ist ihr Gefieder. Ihre Besonderheit ist ihr Sprachtalent. Ein Papagei kann viele Geräusche nachmachen und sogar so sprechen wie Menschen.

Schließlich war Geo dran. Vor Aufregung zitterte er, als er sich in die Mitte der Vögel stellte, und hatte Sorge, dass nun wieder alle über ihn lachen würden.

Stattdessen betrachteten ihn seine Klassenkameraden mit ganz neuen Augen. Gut, der Hals war nackt und sein Gefieder sonst nicht besonders spektakulär. Und was kann so ein Geier Besonderes? Er hält die Savanne sauber. Geier sind sehr wichtig, weil sie die Knochen der verstorbenen Tiere bis aufs Letzte abnagen und daher dafür sorgen, dass sich keine Krankheiten ausbreiten können.

Kannst du dir vorstellen, Bruno, wie glücklich Geo war, als die anderen erkannt haben, dass er als Geier genauso wichtig und besonders ist wie alle anderen Vögel?"

„Oh ja", sagt Bruno, „das kann ich mir sehr gut vorstellen!"

Miss Sophie schließt ihre Geschichte über Geo damit ab, dass er nun seinen Platz in der Klasse gefunden hat. Alle Vögel achten sich nun mehr. Jeder ist anders und besonders und doch sind all gleich viel wert.

„Siehst du Bruno, so wie Geo ein besonderes Talent hat, so habe ich eben als Giraffe das Talent, die Akazienblätter geschickt vom Baum zu zupfen, ohne mich an den Stacheln zu piksen. Überleg doch mal, was du besonders gut kannst! Ich wünsche dir noch einen schönen Tag. Tschüss, Bruno!"

Während Bruno darüber nachdenkt, was er besonders gut kann, schreitet Miss Sophie langsam zur nächsten Akazie und beginnt damit, weitere Blätter abzuzupfen, um sie zu fressen.

Entspannungstext zum Vorlesen für Ehrenamtliche und Lehrer: Ort der Ruhe

Dieser Text ist ein Vorlesetext für Ehrenamtliche und Lehrer zur Entspannung. Sie können im Hintergrund eine leise Entspannungsmusik laufen lassen oder auch nicht, ganz nach Geschmack. Wichtig ist ein wirklich langsames Vorlesen mit vielen Pausen zwischendrin. Besonders dann, wenn Sie im Text ... entdecken. Die Geschwindigkeit ist für den Zuhörenden gefühlt eine ganz andere als für den Vorlesenden.

Ein Ort der inneren Ruhe und der Erholung

Manchmal ist es gut, wenn es einem gelingt, für einige Augenblicke mit all seinen Gedanken und Gefühlen ganz woanders zu sein ... An einem Ort der inneren Ruhe ... Auf diese Weise wird der Kopf wieder frei, die Gedanken werden klar, neue Sichtweisen möglich.

Und ich möchte dich nun einladen, dir einen solchen inneren Ort der Ruhe zu schaffen. Einen Ort, an dem du dich rundherum wohlfühlst. Sicherheit und Geborgenheit ... Einen Ort, an dem du die Seele baumeln lassen kannst und angenehmen Gedanken nachhängen.

Zeit für dich ... Erholung ... Ruhe ... Entspannung. Eine Gute Zeit ... und danach mit neuer Energie und Kraft wieder durchstarten ...

Mache es dir also ganz bequem ... Sorge dafür, dass du es warm und behaglich hast. Meine Stimme begleitet dich auf dieser Reise zu inneren Bildern.

Vielleicht hörst du jedes Wort ganz genau. Vielleicht gehen deine Gedanken zwischendrin ihre ganz eigenen Wege ... Dann ist es wie bei einem großen Baum, durch dessen Blätter der Wind streicht ... Man hört das Rascheln und hört es nicht ... So hörst du meine Stimme und hörst sie nicht ...

Und doch kehrst du immer wieder mit deiner Aufmerksamkeit zu meinen Worten zurück ... Und kannst die folgende Zeit optimal für dich nutzen.

Lehne dich zurück und beobachte für einige Momente deinen Atem ... wie er kommt und geht ... ruhig ein- und ausströmt ... Spüre wie sich deine Bauchdecke hebt und senkt ... jedes Ausatmen ein Loslassen, jedes Einatmen Ruhe und Erholung ... Jedes Ausatmen ein Loslassen, jedes Einatmen Ruhe und Erholung ... Jedes Ausatmen ein Loslassen, jedes Einatmen Ruhe und Erholung.

Vielleicht bemerkst du schon dieses angenehme Gefühl ... Entspannung und Ruhe auf allen Ebenen ...

Alltagsgedanken, die dir vielleicht noch durch den Sinn gehen, kannst du an dir vorüberziehen lassen wie Wolken am Himmel ... Sie kommen und gehen ...

Wie von selbst entsteht vor deinem inneren Auge deine persönliche Trancetreppe ... Eine wunderbare und gute Treppe mit zehn Stufen, die dich zu deinem Ort der Ruhe führt ... Vielleicht eine Wendeltreppe mit kunstvoll verziertem Geländer ... eine breite geschwungene Steintreppe ... oder eine Holztreppe ... Stufe für Stufe näherst du dich deinem Wohlfühlort ... gehst tiefer in Trance ... erlebst mehr und mehr Ruhe ... Mit jeder Stufe ... Eins ...

Zwei ... und drei ... Die Stufen vier, fünf und sechs ... Innere Bilder werden klarer ... Die Stufen sieben und acht ... Neun ... Zehn ... nun bist Du angekommen ...

Möglicherweise ist dein innerer Ort der Ruhe ein Ort, an dem du im Urlaub warst ... Oder du hast ihn auf Fotos gesehen und wolltest schon immer mal dorthin reisen ... Vielleicht ist es auch einfach ein Ort in Deiner Phantasie ...

Und du schaust dich um an diesem Ort ... entdeckst all die Dinge, die es dort zu sehen gibt ... Ruhe ... Erholung ... du hörst all die Dinge, die es dort zu hören gibt ... Und du spürst all die Dinge, die es dort zu spüren gibt.

Es ist ein guter Ort ... Ein Ort, an dem du dich rundherum wohl fühlst, und vielleicht bemerkst du das, weil sich deine Schultern locker und leicht anfühlen ... Oder weil sich eine angenehme Wärme in dir ausbreitet ... Du kannst einfach genießen, an diesem Ort zu sein und dabei zu wissen, dass es so erholsam ist, einfach einige Augenblicke dort zu verweilen ... Zur Ruhe zu kommen und die Seele baumeln zu lassen ... Innerliche Stille und Frieden ...

Bemerkst du bereits, wie sich neue Kraft und Energie in dir ausbreiten? Deine Gedanken sortieren sich ... Der Blick ist klar ... So können ganz neue Sichtweisen entstehen ... sich neue Horizonte eröffnen ... und es kann schon sein, dass du mit dieser inneren Ruhe und Gelassenheit ungeahnte neue Lösungswege entdeckst ...

Ich werde nun für eine kleine Weile schweigen ... so kannst du deinen inneren Ort der Ruhe und Erholung genießen ... Auf deine ganz eigene Art und Weise ... Kraft und Energie tanken ... angenehmen Gedanken nachhängen ... zwei Minuten äußere Zeit ... eine ganz andere und ausreichende innere Zeit ...

– Zwei Minuten Pause –

Zur Ruhe kommen und gleichzeitig Energie tanken. Je häufiger du in Gedanken deinen inneren Ort der Ruhe aufsuchst ... desto leichter ist es ... desto schneller bist du dort ... Der Kopf ist frei ... Gedanken sind klar ... Gelassenheit breitet sich aus ... Und du wirst bemerken, wie viel leichter es Dir fällt, im Alltag die Herausforderungen ... die kleinen und großen zu meistern, ...

Verabschiede dich langsam von deinen inneren Bildern. Du kannst deinen inneren Ort der Ruhe zu jeder Zeit und von jedem Ort aus wieder besuchen ... ganz leicht ...

Die Stufen deiner Trancetreppe gehst du nun in umgekehrter Reihenfolge. Stufe für Stufe ... langsam auf dem Weg zurück ins Wachbewusstsein ... Die Stufen zehn ... neun ... und acht ... die Stufen sieben und sechs ... Mit jeder Stufe wirst Du ein bisschen wacher ... Die Stufen fünf ... vier ... und drei ... Dann die Stufen zwei und eins.

Erinnere dich daran, welcher Tage heute ist und wo du dich befindest ... Beginne damit Deine Hände und Arme zu bewegen, ... Dann Füße und Beine ... Recke und strecke dich ... Nimm ein paar leichte Atemzüge ...

Wenn du die Augen öffnest, bist du wieder wach, erholt und erfrischt im Hier und Jetzt ...

Serviceadressen und weiterführende Links

Das Bundesamt für Migration und Flüchtlinge bietet umfassende Informationen zu rechtlichen Fragen, Beratungsangeboten und zu Integrationskursen
http://www.bamf.de/

Bundesweite Arbeitsgemeinschaft der psychosozialen Zentren für Flüchtlinge und Folteropfer
http://www.baff-zentren.org/

Informationen für Ehrenamtliche Flüchtlingshelfer
http://wie-kann-ich-helfen.info/

Refugio München – Beratungs- und Behandlungszentrum für Flüchtlinge und Folteropfer
http://www.refugio-muenchen.de/trauma_.php

Stadt Düsseldorf – Flyer Schulpsychologie
https://www.duesseldorf.de/schulpsychologie/pdf/umgang_mit_trauma.pdf

Christine Knaevelsrud – Vortrag Versorgung psychisch kranker Flüchtlinge
http://www.bptk.de/uploads/media/20151020_vortrag_prof-dr-christine-knaevelsrud_versorgung_psychisch_kranker_fluechtlinge.pdf

Bundespsychotherapeutenkammer – Psychische Erkrankungen bei Flüchtlingen
http://www.bptk.de/uploads/media/20150916_BPtK-Standpunkt_psychische_Erkrankungen_bei_Fluechtlingen.pdf

Uni-Klinik Ulm – Präsentation zum Thema: Sichere Orte für Flüchtlingskinder
http://www.uniklinik-ulm.de/fileadmin/Kliniken/Kinder_Jugendpsychiatrie/Praesentationen/FE_2015_9_9_Childhood_Fluechtl.pdf

Zentrum für Trauma- und Konfliktmanagement – Broschüre „Flüchtlingskinder und jugendliche Flüchtlinge"
http://www.ztk-koeln.de/info-broschueren/broschuere-fluechtlingskinder-und-jugendliche-fluechtlinge-in-schulen-kindergaerten-und-freizeiteinrichtungen/

Berufsverband Deutscher Psychologinnen und Psychologen e.V.
www.bdp-verband.org

Elfriede Dietrich Stiftung – Informationen zu Trauma
http://www.e-dietrich-stiftung.de/home.html

Kinder Trauma Institut
http://www.kindertraumainstitut.de/de/Start/

Trauma Transform Consult – Informationen zu Traumasymptomen
http://www.trauma-info.de/trauma-informationen/

Bundesgemeinschaft für Traumapädagogik e.V.
http://www.bag-traumapaedagogik.de/

Literatur

Beaulieu, Danie: Sind wir Primat, Automat oder Diplomat? Müllheim-Baden, Auditorium Netzwerk 2015. www.auditorium-netzwerk.de

Bergner, Thomas M. H.: Burnout-Prävention. Stuttgart 2010.

Bernstein, Douglas A., Borkovec, Thomas D.: Entspannungstraining. Stuttgart, 2013.

Bohne, Michael: Feng Shui gegen das Gerümpel im Kopf. Reinbeck 2010.

Ders.: Klopfen mit PEP. Anleitung zur emotionalen Selbsthilfe. Heidelberg 2010.

Ders., Reinicke, Claudia A.: Klopfen mit Kindern: Gemeinsam mit PEP gegen Stress und für mehr Selbstvertrauen. Freiburg 2016.

Carnavas, Peter: Die wichtigen Dinge. Heidelberg 2015.

Ders.: Jessicas Box. Heidelberg 2014.

Cialdini, Robert B.: Die Psychologie des Überzeugens. Bern 2009.

Dilling, Horst, Mombour, Werner, Schmidt, Martin H.: Internationale Klassifikation psychischer Störungen: ICD-10. Bern 2004.

Freudenberger, Herbert J.: Staff Burn-Out. In: Journal of Social Issues, 30. Jg., Nr. 1, 1974, S. 159 – 165.

Ders., North, Gail: Burn-out bei Frauen. Über das Gefühl des Ausgebranntseins. Frankfurt am Main 1992.

Furman, Ben / Weber, Mathias: Antons Albtraum. Heidelberg 2016.

Huber, Michaela: Trauma und die Folgen. Paderborn 2003.

Kaluza, Gert: Stressbewältigung. Heidelberg 2005.

Kernstock-Redl, Helga: Heilsame Kindergeschichten. Wien 2005.

Knaevelsrud, Christine: Psychische Erkrankungen bei Flüchtlingen – Prävalenz, Symptome, Verlauf und Behandlung, S. 12. http://www.bptk.de/uploads/media/20151020_vortrag_prof-dr-christine-knaevelsrud_versorgung_psychisch_kranker_fluechtlinge.pdf

Krüber, Andreas: Erste Hilfe für traumatisierte Kinder. Stuttgart 2015.

Leeb, Werner A., Trenkle, Bernhard, Weckenmann, Martin F. (Hg.): Der Realitätenkellner. Heidelberg 2011.

Lieb, Klaus, Frauenknecht, Sabine, Brunnhuber, Stefan: Intensivkurs Psychiatrie & Psychotherapie. München 2008.

Lundin, Stephen C., Paul, Harry, Christensen, John: Fish! Ein ungewöhnliches Motivationsbuch. München 2015.

Maercker, Andreas: Posttraumatische Belastungsstörungen. Heidelberg 2009.

Maercker, Andreas, Rosner, Rita (Hg.): Psychotherapie der posttraumatischen Belastungsstörung. Stuttgart 2006.

Matschnig, Monika: Körpersprache verstehen. Offenbach 2010.

Mayer, Mercer: Da liegt ein Krokodil unter meinem Bett. Heidelberg 2015.

Miller, George, A.: *The Magical Number 7, Plus or Minus Two: Some Limits on Our Capacity for Processing Information*, in: Psychological Review, 1956, Band 63, S. 81–97.

Möller, Hans-Jürgen, Laux, Gerd, Deister, Arno: Psychiatrie und Psychotherapie. Stuttgart 2001.

Petermann, Ulrike: Die Kapitän-Nemo-Geschichten. Freiburg 2001.

Rosenthal, Robert, Jacobson, Lenore: Pygmalion im Unterricht. Weinheim 1971.

Ross, Tony: Ich komm dich holen. Heidelberg 2015.

Schmidbauer, Wolfgang: Helfersyndrom und Burnout-Gefahr. München 2002.

Schulz von Thun, Friedemann: Miteinander Reden 1, Reinbek 1998.

Storch, Maja, Krause, Frank: Selbstmanagement – ressourcenorientiert. Bern 2010.

Tedeschi, Richard G., Calhoun Lawrence G.: Trauma and Transformation: Growing in the Aftermath of Suffering, Thousand Oaks 1995.

van der Kolk, Bessel: Verkörperter Schrecken. Traumaspuren in Gehirn, Geist und Körper und wie man sie heilen kann. Lichtenau[2] 2016.

Wagner-Link, Angelika: Verhaltenstraining zur Streßbewältigung. Stuttgart 1995.

Zito, Dima, Martin, Ernest: Umgang mit traumatisierten Flüchtlingen. Ein Leitfaden für Fachkräfte und Ehrenamtliche. Weinheim 2016.

Made in United States
North Haven, CT
04 November 2026

21765517R00085